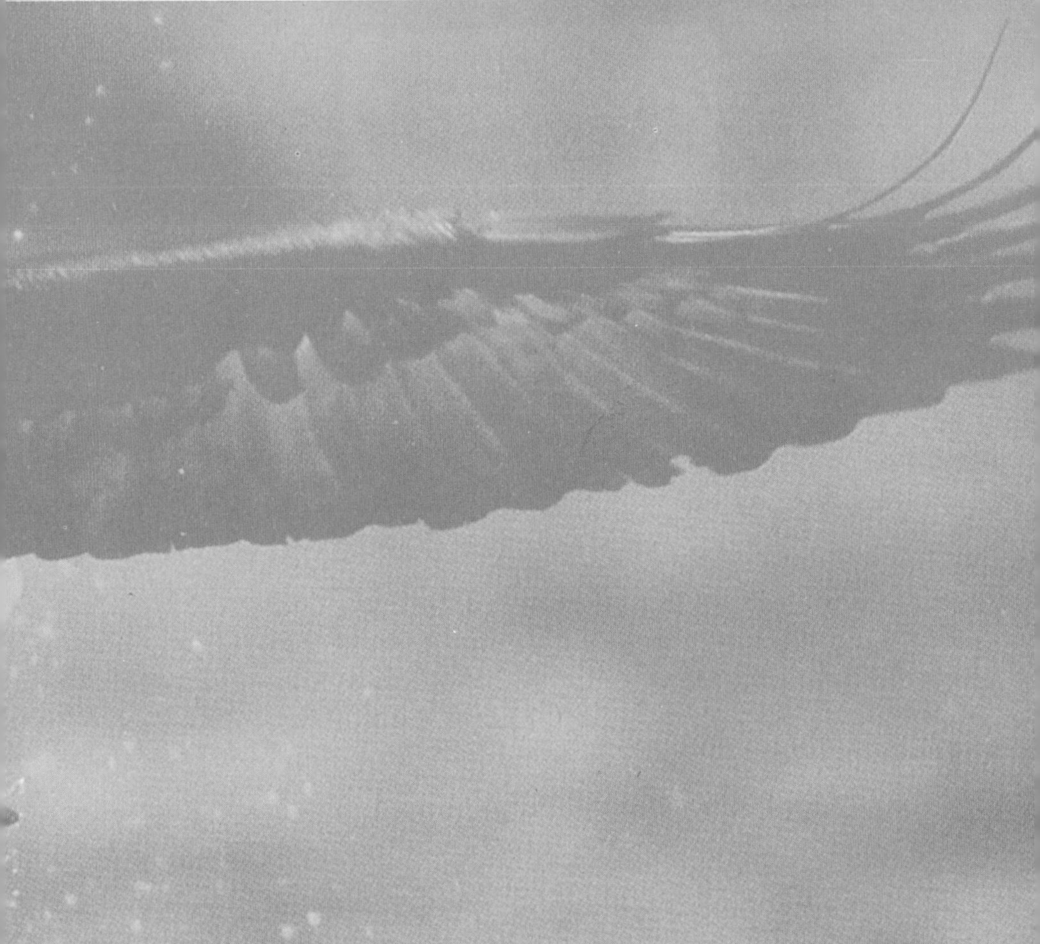

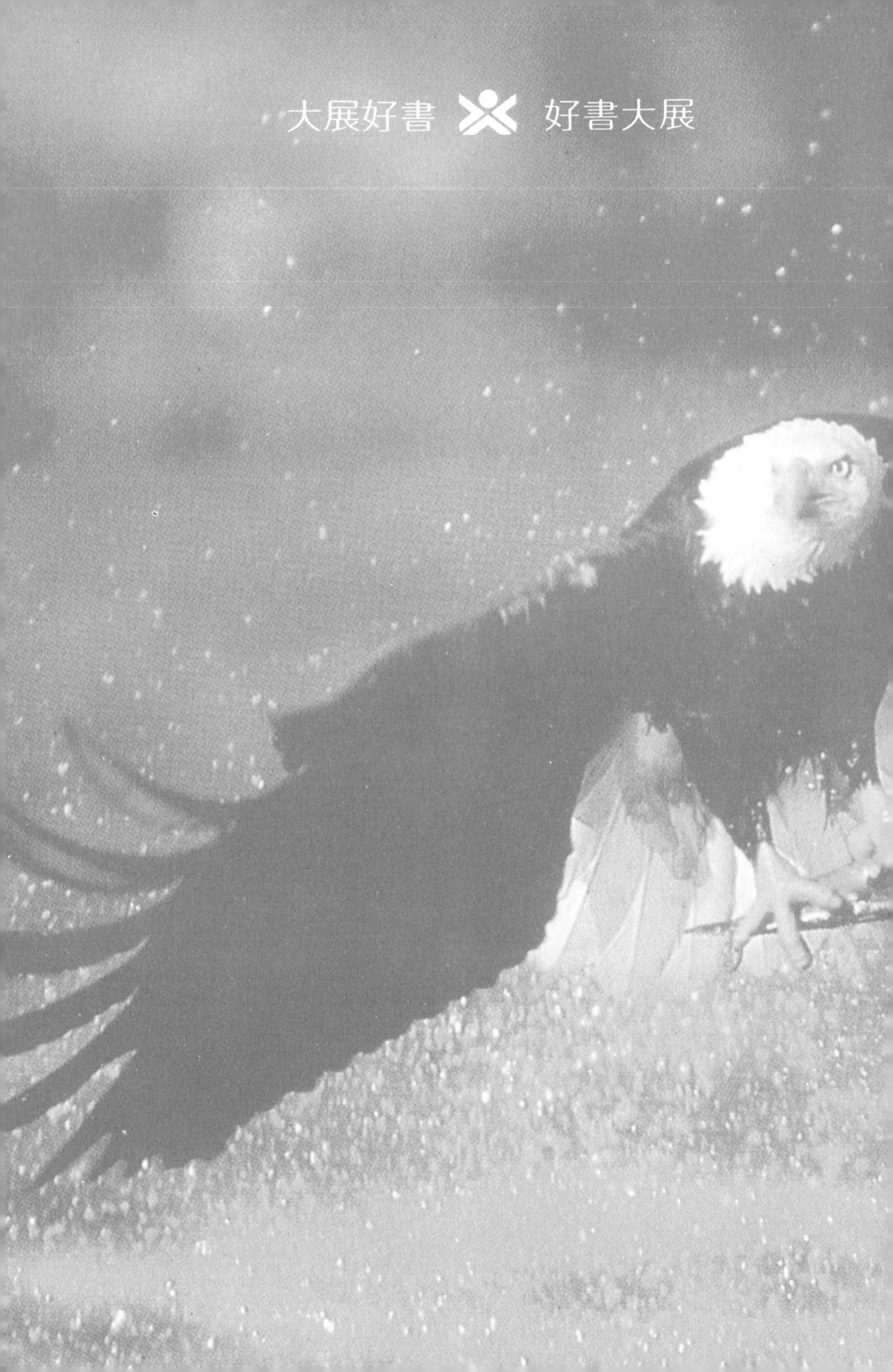
大展好書 好書大展

元氣系列 1

# 神奇大麥嫩葉「綠效末」

山田耕路 主編
江秀珍 譯

大展出版社有限公司

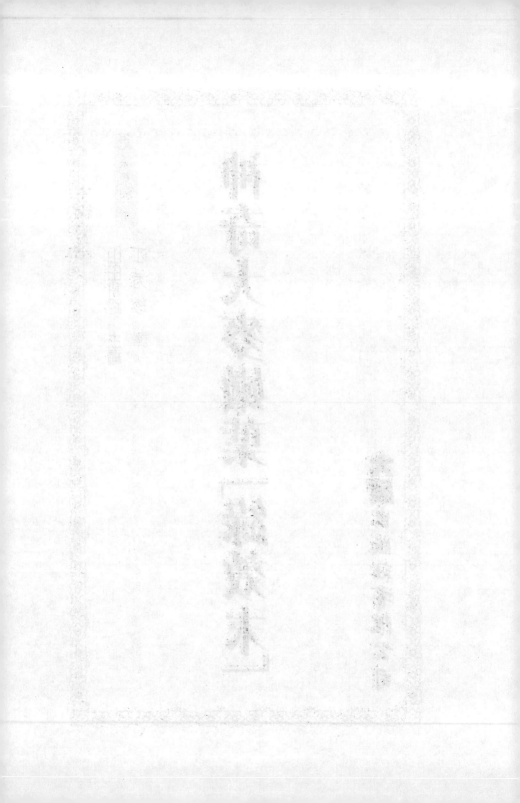

# 主編的話

現代人非常注重健康，而大衆傳播媒體也充斥了有關健康法的特別報導，可以說，社會大衆對於健康的關心度逐年遽增。爲了追求生活上的豐裕，國人的生活習慣產生變化。尤其這一百年以來的生活變化非常大。

爲了應付這樣的變化，實在有必要愼重看待健康這回事了。

如果能夠在日常生活中攝取均衡的營養，則健康多半不會有問題。可是，對於現代人來說，似乎非常困難。不借助藥物，而利用自然「食品」保持身體的健康——這是一種理想，實際上其原本的意義非常重要。市面上售有各種健康食品，而本書所推薦的大麥嫩葉青汁更是備受矚目。

也許讀者諸君認爲，青汁一定是難以入口但卻是有益健康的物質。在我接觸大麥嫩葉的「綠效末」之前，只知道青汁是高麗菜的原種，即無頭橄欖菜（羽毛甘藍）所製造的青汁。這種「綠效末」含有維他命、礦物質等營養，以及豐富的食物纖維。食物纖維被稱爲第六營養素，對於體內的致癌性物質和脂溶性物質有吸著的作用，很早以前就有人認爲有攝取的必要性。

動物實驗證明「綠效末」具有抗氧化作用，以及預防肝臟障礙的效果。今後將會陸續發掘其隱藏的潛力。

長年以來，我致力於研究食品中的免疫調節因子，正確的飲食生活能夠提高原有的機能、戰勝疾病、維持健康——這是非常重要的事。

高等動物維持生命重要的機能就是免疫，發揮守護身體的作用。免疫機能以白血球爲中心，對於由外界侵入的病原菌，以及在體內形成的惡性細胞等，具有基本攻擊的能力。促進免疫機能作用，就能夠避免疾病的產生，但是當免疫機能低落時，就無法驅趕或攻擊病原菌或惡性細胞，這時候就會變得容易生病。

本書所說的大麥嫩葉到底爲何物？最近被當作抗氧化作用和肝障

礙預防效果等的研究對象，廣泛受到大家的注意，成爲充滿魅力的食材。

大家對於大麥嫩葉的「綠效末」有很高的期待，認爲對於維持健康能夠產生很大的效用，而更加深入進行相關的研究，希望各位讀者對於其效用有充分的認識。

九州大學農業部糧食化學工學科教授　山田耕路

# 前言

## ——大麥嫩葉的「綠效末」能夠醫治現代人

回想一下你今天的菜單，早上是麵包和咖啡，中午是義大利麵或麵類，晚上是以肉爲主的飲食……，是不是這樣呢？也許有的人一天只吃午餐和晚餐，而且都是外食。也有很多單身的年輕人會感嘆道：「好久沒有吃到媽媽味道的飲食了！」明知道一天確實攝取三餐可以維持健康，不過就是無法做到。

近年來，癌症的死亡率產生很大的變化。以往，國人胃癌和子宮癌的死亡率非常高，可是現在大腸癌、肺癌、肝癌逐漸提升。

根據衛生署的報告，包括飲食生活的生活行動整體產生變化是最大的要因，導致疾病種類的改變。尤其是飲食生活的歐美化，不只是癌症，連高血壓、動脈硬化、糖尿病等，生活習慣病（成人病）、肥胖和壓力也都急遽增加。

雖然一直提倡要恢復過去的飲食生活，但是並不是那麼簡單。到底應該怎麼辦呢？

爲了彌補現代飲食生活的缺失，減少脂肪和蛋白質的攝取，而從自然的恩賜中尋找到了現代備受矚目的大麥嫩葉。並非大麥果實，而是大麥嫩葉的效能。

本書爲各位解說令人驚異的大麥嫩葉的藥效。

市面上所銷售的各種青汁，和大麥嫩葉的青汁有何不同呢？雖然同樣是大麥嫩葉，但是本書所敘述的大麥嫩葉的「綠效末」和其他的商品有很大的不同。

閱讀本書就可以知道其中的不同，以及能夠自製適合飲用、營養價値高且養分均衡的青汁。

實際上，比起其他時代，現代是受到疾病侵蝕的時代。飲食、材料的污染、環境荷爾蒙等的問題到處充斥，追求健康是現代人共同的願望。

我們透過飲食而形成血液、肌肉、骨骼，得到活動的能量。在這種環境中，要如何保護自己的身體健康呢？不妨透過閱讀本書來思考這個問題。

# 目錄

## 第4章 「綠效末」中含有豐富的食物纖維

## 第5章　防護身體避免食料污染、環境荷爾蒙的污染

## 第6章　能夠防止老化、改善體質，對美容有效

## 第7章 利用「綠效末」重拾健康

第1章

# 因原料、製法的不同而有不同的青汁健康法

## ●本質強的青汁受歡迎

青汁通常是指利用黃綠色蔬菜榨取的菜汁，含有豐富的維他命、礦物質、酵素、葉綠素，被認為有益健康。而深綠色的蔬菜具有強韌的生命力，有益身體。荷蘭芹、青紫蘇、柿葉、蘿蔔葉確實含有有效成分，但是刺激成分過強，一旦攝取，其有害成分反而會對身體造成問題。而且含有特殊的味道，難以入口。現在廣泛被應用的青汁原料，即大麥嫩葉與油菜科植物高麗菜的原種，也就是無頭橄欖菜。

大麥嫩葉的青汁鮮少有人飲用三十年以上。有些地方的人長年使用無頭橄欖菜，大約從十年前開始在店面銷售。這種青汁健康法被廣泛推行，也被當作青汁果汁來飲用。和其他各種黃綠色蔬菜組合製作而成，在超級市場販賣。

引發青汁風潮的是無頭橄欖菜，可是就營養學的觀點來看，比大麥嫩葉略遜一籌。

以下所列舉的是一〇〇公克中所含的營養成分。大麥嫩葉的蛋白質含量為二二公克，無頭橄欖菜是一公克。鈣質含量分別為三三六mg和一三二mg。維他命A含量則分別是七五六〇IU和三八〇IU等。由此可知，大麥嫩葉含有更豐富的營養成分。

## ●青汁中也是大麥第一

大麥和小麥、稻、竹子等同是草本科的植物。亞洲人以稻米為主食，歐美人則以麥製成的麵包為主食。在日本則是將米和大麥混合來煮，補充彼此不足的營養素。在世界各地都可以取得這些禾本科的植物。

這是人類在地球上生存所不可或缺的植物。不只是人類，許多動物也攝取禾本科植物，這是非常重要的營養源。

甚麼，禾本科的植物——米或麥會成為人類的主食呢？就營養學的觀點來看，其含有豐富且均衡的營養，並且容易栽培。

最大的要因則是不含有害成分。植物界被廣泛認為含有生物鹼，對於動物會造成有害的生理作用，這是由於它含有鹼性氮的有機化合物。豆科、茄科、罌粟科等的雙子葉植物，百合科、椰子科等單子葉植物中，都存在著這種生物鹼。

生物鹼的藥理作用被利用在醫療用品中，但是由於具有毒性，因此不能夠常吃。

大麥等的禾本科植物，對抗有害物質的能力非常強。大家都已目睹除草劑等所造成的環境污染問題。最近雖然使用量減少，但是，仍舊使用在水田、旱田、高爾夫球場中，但只有雜草會因此而枯萎，稻子、草皮、麥等卻不會枯萎。

最具代表性的除草劑百草枯具有產生活性氧的作用。活性氧會導致內部氧化，使雜草枯萎。

禾本科植物含有大量的ＳＯＤ，能夠分解活性氧。換言之，除草劑就是利用草本科植物所含的ＳＯＤ來除草。

## ●自製青汁非常麻煩

在說明大麥嫩葉之前，要先了解一般青汁的製作方法。關於大麥嫩葉的青汁，稍後詳述。

曾經自製過青汁的人，應該知道這是非常麻煩的事情。但是，如果使用大麥嫩葉的「綠效末」，就不會那麼麻煩了。

剛製作好的青汁，要馬上飲用，經過一段時間以後，味道會變差。根據種類的不同，其中的營養分也會變質或受到破壞。

青汁的材料除了大麥嫩葉之外，還包括無頭橄欖菜、紫蘇、荷蘭芹，以及胡蘿蔔葉、高麗菜、萵苣、茼蒿、鴨兒芹、雛菊等。只要是深綠色的葉子都很適合。

取得新鮮的植物在家裡製作青汁時，要徹底地用流水洗去葉面上的細菌、蟲、蟲卵、農藥等。甚至還必須考慮到自來水水質的問題。使用熱水或清潔劑來清洗，會導致營養成分的喪失或變化。當然，如果農藥、化學肥料等會殘留在葉片中，那就不適合用來製作青汁了。

在超市中所販賣的一些蔬菜，農藥殘留量非常高。雖然還不至於危害人體，但是也無法期待原有的營養效果。

最令人安心的是自己栽培的無農藥蔬菜。不過，實際上卻非常麻煩，因此要經常飲用青汁是不太可能的事。然而，大麥嫩葉的「綠效末」是在無農藥的狀況下栽培而成的，能夠輕易地喝到。

將採收後的新鮮蔬菜磨碎，再榨取出青汁來飲用。葉子的成分含有硬纖維，因此必須磨碎。最原始的方法就是用研缽來磨碎。

先用手搓碎，再用研缽來研磨。缺點就是要花較長的時間，而且研磨量非常少，不過卻是能夠取得品質較好的青汁。

如果用果汁機取得青汁，要先將材料切細，再放入果汁機中，一次打的量很少，而且必須加水稀釋。分數次用果汁機打，其缺點是會破壞維他命C。因此，務必在短時間內完成，這一點非常重要。

用研缽或果汁機磨碎，使青汁呈糊狀。當然也可以直接攝食（飲用），或用粗網的布或紗布擠汁來飲用。

使用榨汁機時，要將材料切碎再壓榨。榨出的分別是青汁和殘渣，比較省事，能夠每天製作。大麥嫩葉的「綠效末」容易取得，想喝的時候隨時都能夠飲用，這是「綠效末」的優點。

## ●青汁的祕密

製作青汁時，擠乾的殘渣幾乎都會被丟棄。其實，可以用殘渣做成丸子來炸，或是做成醬菜，有各種的活用方法。目前一般人大都只是使用青汁，而丟棄殘渣。

實際上，殘渣中的食物纖維含有大量的營養成分，這種青汁的有效成分被丟棄，實在是可惜。對於高血壓、糖尿病、心臟病等成人病而言，食物纖維具有療效。

此外，磨碎一整顆高麗菜之後所做成的青汁，大約只有一杯而已。花了一番工夫，只得到這麼一點青汁，而且要每天反覆製作困難的作業，這實在是需要很大的耐心。況且每天都要獲得無頭橄欖菜或大麥嫩葉，這是不可能的。

青汁不是藥，要每天飲用才會產生效果。想要每天輕鬆的飲用，最適合的方法就是飲用大麥嫩葉的「綠效末」，只要將它溶於水就可以飲用。

一次購買大量的材料，或是一次製作數天份的青汁，雖然比較省事，可是營養成分卻會隨著日子的消逝而流失。製作青汁的繁瑣超乎想像之外，因此，市面上出現了許多青汁製品。

青汁製品的內容多樣化。因製作方法的不同，分為粉末、顆粒、乾燥、生鮮、冷凍等形態。即使是營養成分優異的大麥嫩葉，其效果也會因製造方法的不同而有所差異。

對於消費者來說，到底有何種差異呢？

儘量保持大麥嫩葉的營養成分及其新鮮度，這是必要的。而大麥嫩葉的「綠效末」，就能夠完整地保持大麥嫩葉的豐富營養素。

## ●為何嫩葉較好呢？

我們利用人類長年累月攝食的麥製作而成。原產於西南亞洲山麓地帶，後來傳播至全世界，具有旺盛的生命力，在任何土地上都能夠生長。

成為重要作物的麥和古代的各種信仰連結在一起。即使現在於歐洲各地，都會將每年最後收割的麥綁起來，作成人形，成為收割祭典的象徵。他們相信麥擁有不可思議的靈力。

麥食用的部分是麥芽和果實，成為營養均衡的優良食品。不過，其缺點就是不易消化吸收。和嫩葉相比，營養成分較低。現在受到大家矚目的嫩葉被當作健康食品出現在市面上，或許就是擁有麥所具有的不可思議的力量。

通常大麥是在過了夏季之後才播種，而於次年的梅雨季節結成金黃色的果實。

但是，大麥嫩葉營養價值最高的時期是在十月下旬至十一月上旬，為了度過這段嚴冬，養分積存在葉中。

根據實驗結果，晚秋麥草的長度是二十～三十公分，這是嫩葉最多的時期。會從莖中旺盛的分出五～六片嫩葉，接受燦爛陽光的能量，而且根吸收來自大地的豐富養分，並將其儲存在葉片中。生命力旺盛的葉子一天會長大二公分，是深綠色、茂盛的麥葉。和已經成長的葉子相比，醣類含量較低，其他營養素較多。

牛只吃牧草就可以維持大約五百公斤的體重，而且能夠擠出含有充分營養的牛奶。含有充分葉綠素的葉子，乃是所有營養的來源。

大麥嫩葉受到農藥的污染，或是土壤因為化學肥料而喪失原有的土壤效力，以這種方式栽種出來的葉子雖是綠色，但是營養成分較低，而且含有有害物質，成為不健康的食品。

然而，被當作大麥嫩葉利用的大麥田，其周圍有防風林。即使周邊的田地散佈農藥，也不會受到影響。

此外，因為只使用有機肥料，所以可以安心。當然，田裡的土壤都是進行堆肥，沒有採用化學性的土壤改良材料等。

## ●利用獨特製法保有原來的營養成分

草高約二十～三十公分的大麥嫩葉，含有纖維質、葉綠素、維他命和礦物質這三大營養素。保持這些豐富的營養成分，做成粉末狀大麥嫩葉的「綠效末」健康食品。

植物的養分從夜晚到早晨都集中在葉片裡，到了中午就移到根部，因此，都在早晨收割玉米。從夜晚到早晨的這段時間，是玉米最甜美的時間帶。在市場上可以賣到昂貴的價錢。同樣地，從十月下旬到十一月上旬的早晨，收割大麥嫩葉的葉子，在鮮度尚未降低的時候，於短時間內作成製品。

先將收割好的大麥嫩葉洗淨，進行軟化以防止營養成分和顏色產生變化。由於大麥嫩葉對於熱度和乾燥較為敏感，因此必須非常注意。

在不損害新鮮度的情況下，採用獨特的技術，進行加熱與冷卻處理。短時間內使其殘留百分之五以下的水分。

植物的葉子過度乾燥時，會從綠色變成褐色。葉綠素的分子和鎂原子結合，能夠保持葉子的濕潤。當水分的補給斷絕時，也就是經過一段時間的乾燥後，鎂會分離，這時候葉綠素就會喪失其作用。

為了使大麥嫩葉乾燥，而特別開發出超微粉碎技術，非常細心地將大麥嫩葉製作成粉末狀。利用這種獨特的技術，使得大麥嫩葉的青汁備受注意。

所謂超微粉碎，是使收割之後的大麥嫩葉保持其豐富營養素而製成的粉末。這就是大麥嫩葉「綠效末」的誕生。

## ●和其他製品的不同！

市面上售有數種利用大麥嫩葉當作原料製成的青汁製品，這是注意到大麥嫩葉中所含的豐富營養成分而製造的。

不過，大麥嫩葉的「綠效末」和其他的製品有天壤之別。

青汁不只是大麥嫩葉，無頭橄欖菜等都是廣泛採用榨取濃縮汁液的方法，而完全捨棄受到大家注意的第六營養素食物纖維。加入糊精的糖，再使用噴霧乾燥製成製品，不含食物纖維，而且礦物質的成分也產生變質。

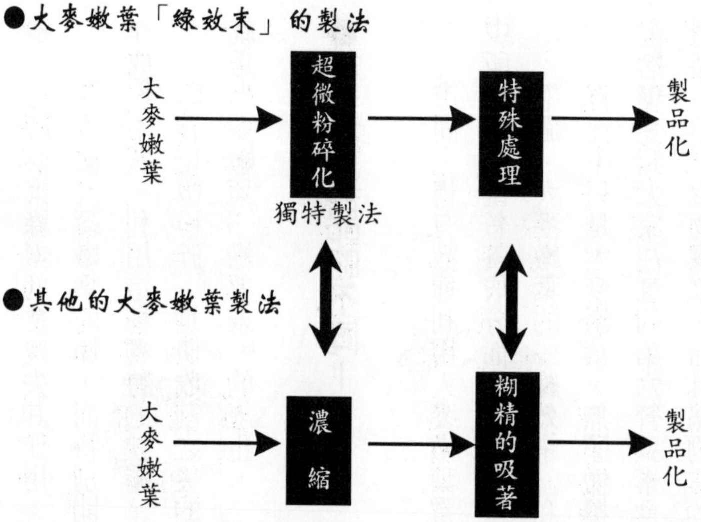


食物纖維有益於身體，對於各種疾病具有治療與預防的效果。這在第4章中會有詳細的說明。

大麥嫩葉的「綠效末」完全不使用防止沈澱的添加物，以其原有的形態製作而成。「綠效末」用水溶化之後飲用，和直接飲用大麥嫩葉的青汁具有同樣的效果。

很多人都抱怨青汁帶有腥味，難以下嚥。然所謂的「良藥苦口」，越難喝對身體越有益。

不過，幾乎所有飲用過大麥嫩葉「綠效末」的人，都能夠輕易入口。

大麥嫩葉的「綠效末」粉末，是為了避免自製青汁的不便，以及保存的目的而開發出來的產品。能夠保持其原有的狀態，沒有

●「好喝！」任何人都能夠持續飲用的「綠效末」青汁

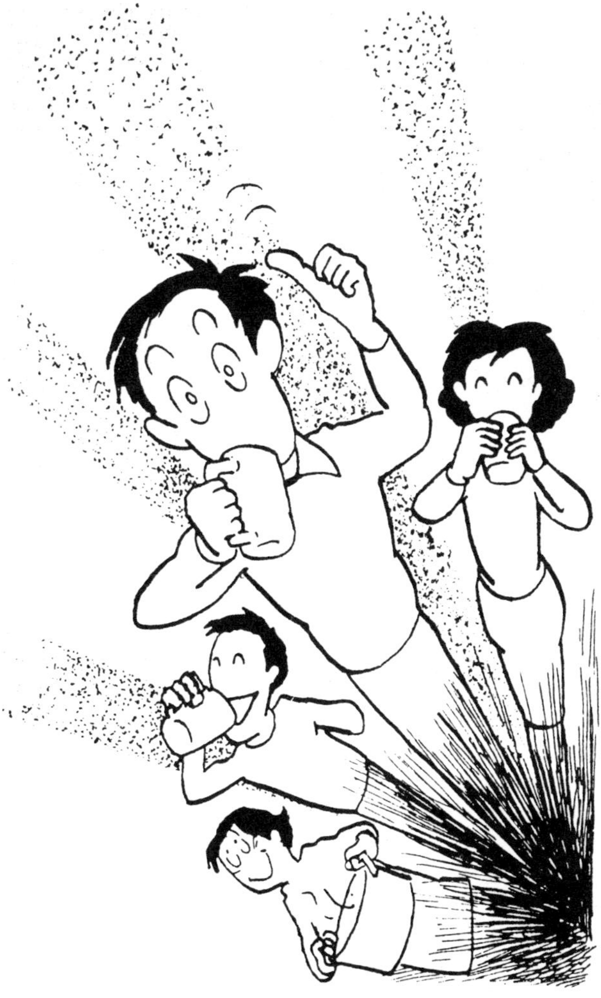

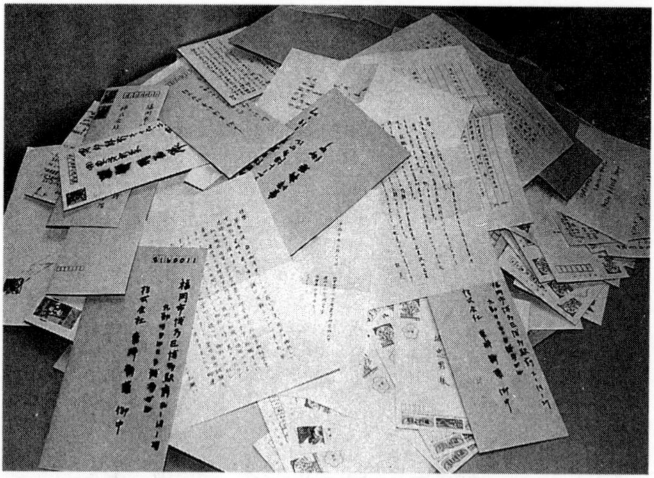

「綠效末」愛用者寄來的感謝信

任何的添加物，將擠出來的青汁顆粒化。和直接擠出來的青汁相比，沒有腥臭味。這是因為採用大麥嫩葉獨特的製法，進行超微粉碎的緣故。

漢藥並非「良藥苦口」，對於人體有益的東西會讓人覺得美味——這就是良藥。覺得難以下嚥而喝下去，這種藥物是不會產生效果的，對於身體無益。

我們介紹數則飲用大麥嫩葉粉末的人的感想，會發現和以前所認為的青汁有很大的不同。

「在此之前，總是認為青汁是難以入口，不太容易接受的東西，但是喝起來卻很順口，容易接受。」（神奈川縣・女性・62歲）

「大麥青汁的味道不會殘留在口中，非常容易飲用。」（東京都・男性・46歲）

「非常好喝，我會繼續飲用。」（滋賀縣・男性・56歲）

「每天用水調溶來飲用，有抹茶的香味，非常順口。然而無頭橄欖菜的青汁卻難以入口。」（千葉縣・女性・38歲）

※ ※ ※ ※

大麥嫩葉「綠效末」的飲用法，只用一杯水調溶而已。水量可依照自己的喜好調節。由於是超微粉碎製品，用湯匙攪拌，不會沈澱在杯底，能夠喝盡「綠效末」。

如果用六十度C以上的熱水調溶或進行加熱調理，會損害大麥嫩葉中所含的營養素，想要完全攝取食物纖維和其中的有效成分，則除了水之外，也可以用牛奶或運動飲料，以及百分之百的蘋果汁來調溶。甚至也可以作成果凍或口袋麵包、餅乾等來使用。

## ●即使飲用過多也可以安心

大麥嫩葉的「綠效末」並不像內服藥一般，有一定的服用時間，隨時都可以飲用。為提高大麥嫩葉的效用，可以每天固定飲用二次或三次。早上起來空腹喝，或是在用餐時飲用，決定飲用的時間才能夠長期持續。

一天的飲用量並沒有限制。可根據個人飲食生活的差異，例如，攝取蔬菜、肉類的多寡、酒量及甜點的多寡，來決定用量。

以身體症狀的不同來說，基本上，一天飲用五次或十次都沒有問題。這和藥物不同，藥物必須遵守其服用量，否則會產生副作用。但是大麥嫩葉的「綠效末」是完全的自然食品，含有均衡的維他命、礦物質、營養素，可以在任何的情況下飲用，不會產生任何問題。

在日常生活中攝取過剩的合成維他命，就會引起問題。而天然的維他命則不需要擔心。對於懷孕初期的女性來說，攝取過多的維他命A會造成危險，但其他的營養素則不會出現問題。

大麥嫩葉的「綠效末」含有胡蘿蔔素，被攝取入體內之後，會轉變為維他命A。在一百公克的大麥嫩葉的綠效末中，總胡蘿蔔素量最高高達一三·六mg，這時候產生的維他命A效力是七五六〇IU。

不過，黃綠色蔬菜中所含的β胡蘿蔔素，攝取過多時，並不會造成不良影響。當然，如果一開始就攝取動物性食品中所含的維他命A，就會成為問題。實際上，攝取過多的β胡蘿蔔素，並不會轉變為維他命A，反而會發揮破壞活性氧的作用，受到大家的注意。

無論如何，大麥嫩葉的「綠效末」對於蔬菜不足，或歐美型飲食生活所導致的營養失調，能夠給予改善。藉此能夠改善偏頗的飲食生活，創造健康的身體，預防疾病，因此必須每天按時飲用。

# 第2章

# 克服難治之症的大麥嫩葉「綠效末」

## ●「綠效末」令人驚訝的效能

為甚麼大麥嫩葉的「綠效末」對人體有益呢?——簡言之,其中含有現代人所缺乏的營養成分,以及現代人所必要的營養。此外,沒有多餘的化學調味料或對身體有害的農藥等。

對於身體有益的物質為何呢?

關於其詳細的成分和各種效能,將在第3章中敘述。從三十五頁圖表中可知,大麥嫩葉的「綠效末」富含蛋白質、脂質、醣類(碳水化合物)等三大營養素,以及胡蘿蔔素、鈣、鐵等維他命類和豐富的礦物質,還有豐富的食物纖維。不只是量,質也非常優異。

從營養學上的觀點來看,人類一天必須攝取三〇〇公克以上的蔬菜。可是以現實情況來看,又是如何呢?由於飲食生活的「歐美化」,實際上所攝取的只有必要量的二分之一或三分之一。現代人由於蔬菜的攝取量不足,而形成萬病之源。

具有豐富營養素的大麥嫩葉的「綠效末」,只要少量攝取,就能夠補充蔬菜的

●**大麥嫩葉「綠效末」的成分分析表**（100g 中）

| | | | |
|---|---|---|---|
| 熱　量 | 325.1 kcal | 食物纖維 | 52.1g |
| 蛋白質 | 22.0g | 醣　　類 | 41.5g |
| 脂　質 | 7.9g | 灰　　質 | 6.3g |

**維他命**

| | |
|---|---|
| 總胡蘿蔔素 | 13.6 mg |
| 維他命 A 效力 | 7,560 IU |
| 維他命 $B_1$ | 0.24 mg |
| 維他命 $B_2$ | 0.60 mg |
| 總維他命 C | 3 mg |
| 維他命 E | 12.3 mg |

**礦物質、其他**

| | |
|---|---|
| 鈉 | 171 mg |
| 鉀 | 1.74 g |
| 鈣 | 336 mg |
| 鎂 | 123 mg |
| 鐵 | 70.5 mg |
| 鋅 | 16.3 ppm |
| 總葉綠素 | 630 mg |

不足。到底「綠效末」對何種疾病有效呢？對於維持身體的健康會產生何種效用呢？在此，介紹飲用大麥嫩葉「綠效末」的人的體驗談。

## ●飲用後在不知不覺中變得健康了

「平常很容易疲倦，缺乏食慾，飲用綠效末之後產生食慾，覺得飲食變得美味。」（佐賀縣・男性・56歲）

「在此之前，一直因便秘而感到困擾，經常三天無法排便。自從飲用綠效末之後就不一樣了。晚上飲用青汁再上床睡覺，隔天早上排便順暢，體調也改善了。」（宮城縣・女性・41歲）

「由於生活不規律，無法攝取均衡的飲食，肌膚經常出現問題，易長腫包，變得粗糙。自從飲用綠效末之後，肌膚和體調都改善了。」（岐阜縣・女性・28歲）

「排便變得順暢，腸胃的狀況也改善了。」（愛媛縣・男性・39歲）

「開始飲用綠效末二天之後，排便變得順暢。」（香川縣・女性・64歲）

「我罹患了潰瘍性大腸炎，飲用綠效末之後，刺痛感消失了。」（青森縣・男

性・61歲）

「腸內的狀況逐漸改善，綠效末容易飲用，真是非常慶幸。」（東京都・男性・72歲）

「我的肝臟不好，一個月要檢查一次。自從開始飲用綠效末之後，膽固醇值下降了。」（愛知縣・男性・49歲）

由這些例子可知，「綠效末」是元氣之源。那麼，「綠效末」所含的營養成分為何呢？到底對何種疾病有效呢？

## ●食物纖維不足就會生病

過去，食物纖維被當作「食物的殘渣」，在營養學上被認為不具效用。但是，現在對於食物纖維有重新的認識而受到注意。在一九九七年的『五訂日本食品標準成分表』（科學技術廳資源調查會編）中特別提出，食物纖維是繼醣類、蛋白質、脂質、礦物質、維他命之後，而成為「第六營養素」。

含有較多食物纖維的植物如洋菜、木耳、羊栖菜、乾香菇、綠海苔、海帶芽、胡瓜、四季豆、蘿蔔絲、紅豆、芝麻、納豆、薤（火蔥）等，都是大家很久沒有吃到的東西吧！自從飲食歐美化之後，這些東西就很少出現在餐桌上。

衛生署每年進行國民營養調查，一九五五年食物纖維的攝取量約二二・八公克。四十年後，下降至一五・九公克。這數值每年逐漸下降。結果，以往國人鮮少罹患的大腸癌（結腸癌和直腸癌），現在患者的比例卻逐年增加。不只是大腸癌，像心臟病、糖尿病等的生活習慣病（成人病）也逐漸增加。

由於飲食的歐美化，導致疾病也變得歐美化。這些疾病的原因之一，在於食物纖維的攝取量減少。有許多研究證實了這一點。

食物纖維分為溶於水的水溶性食物纖維，以及不溶於水的不溶性食物纖維。水溶性的食物纖維如果膠、葡糖甘露糖膠、海藻酸鈉，水果、蒟蒻、海帶芽、羊栖菜等。另一方面，不溶性的食物纖維有纖維素、半纖維素、木質素、甲殼質、黃綠色蔬菜、芋類、豆類等。

現在，衛生署公佈每天食物纖維的標準攝取量為二十～二十五公克。但以目前的情況來看，似乎不易辦到。每天確實攝取蔬菜三〇〇公克、水果二〇〇公克，以及芋類、豆類、穀類、海草類的人，應該不多吧！

**●日本人食物纖維攝取量的變動**

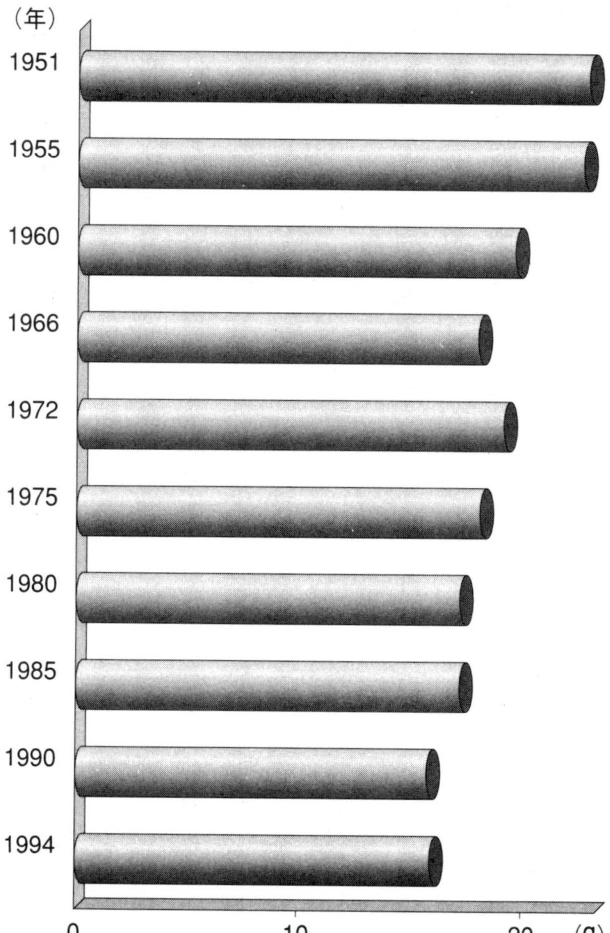


根據厚生省保健醫療局促進健康營養課：國民營養調查

## ●「綠效末」可預防大腸癌

由於飲食生活的歐美化，我們的飲食生活中，肉、蛋、乳製品、動物性蛋白質和脂肪的攝取量增加。反之，食物纖維的攝取量減少。在飲食中攝取進入體內的脂肪，必須藉由肝臟分泌的膽汁中所含的膽汁酸的作用來消化吸收。脂肪太多的時候，就必須分泌大量的膽汁來處理。

膽汁酸儲存在膽囊，當脂肪從胃進入十二指腸時，就釋出以幫助脂肪的消化吸收。在回腸又再吸收大部分的膽汁酸，其餘的則進入大腸。大腸中存在著無數的細菌，進入的膽汁酸被分解，釋出二次膽汁酸。

腸內有好菌和壞菌兩種細菌。壞菌會使膽汁酸被代謝，變化為致癌物質，促進癌化細胞的增殖。再加上便秘，大腸黏膜在長時間的刺激下，會增加誘發大腸癌的危險性。

總之，脂肪攝取越多，膽汁酸的分泌量越多，進入大腸的膽汁酸就會增加，而提升罹患癌症的危險性。

「綠效末」豐富的營養成分能夠補充平時蔬菜的不足

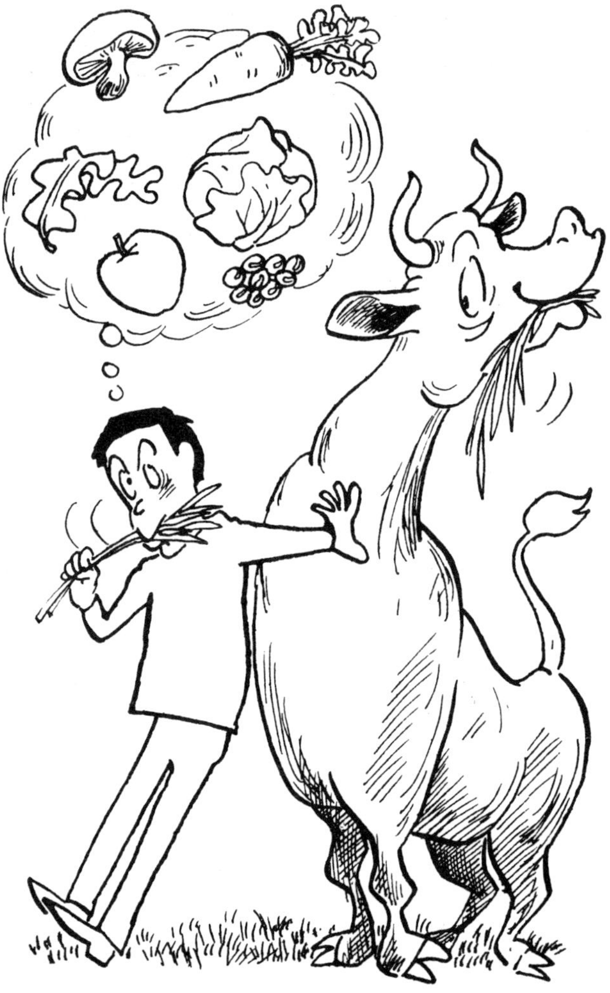

換言之，不攝取含脂肪較多的食品，是預防大腸癌的第一步。

但是，對於哺乳動物來說，脂肪是不可或缺的營養，被當作能量來源來利用。脂肪在體內無法被合成，必須經由食物攝入體內。

攝取必要而適量的營養素，不會產生問題。然而，隨著飲食生活的歐美化，脂肪的攝取量有增加的傾向。這時，食物纖維就登場了。

食物纖維在腸等的消化管內具有以下的作用：

①不溶性食物纖維對於不消化物或未吸收物質來說，能夠縮短其停滯在腸內的時間，因此食物中所含的致癌物質，以及在腸內產生的致癌物質等，會藉助不溶性食物纖維的作用，而一起隨著糞便排出，預防大腸癌的產生。

②水溶性食物纖維，具有吸著腸內的膽汁酸並排出體外的作用。能夠抑制促進癌化的二次膽汁酸或致癌物質的生成，減低罹患大腸癌的機會。

③腸內的乳酸菌或雙叉乳桿菌等益菌，具有抑制造成致癌物質產生的惡菌的作用。而這種益菌的食餌就是食物纖維。

④食物纖維無法消化，會導致糞便量的增加，含有水分，能夠使整體量變大。因此具有整腸作用，不容易引起便秘。

●日本癌症死亡率的演變

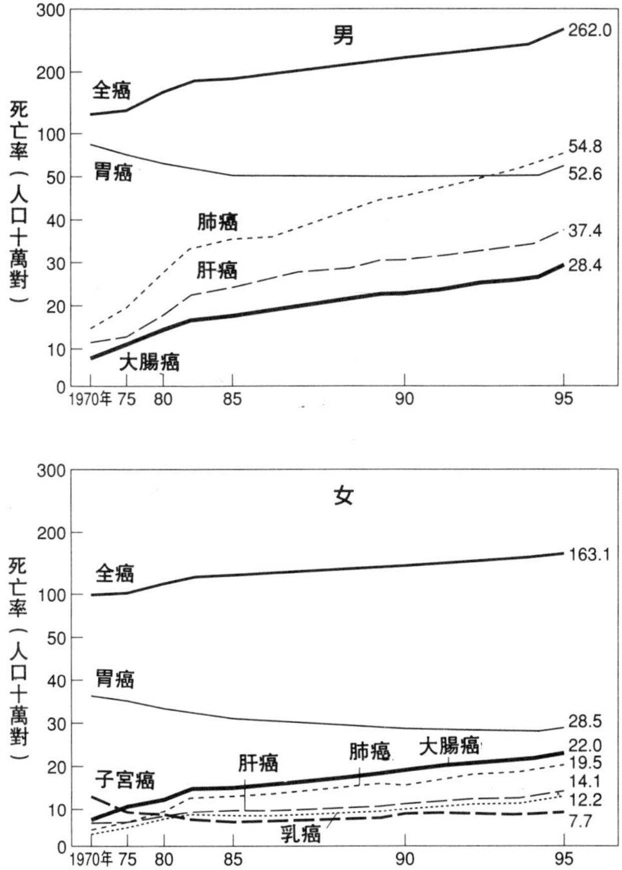


資料：厚生省大臣官房統計情報部「人口動態統計」

含有多量食物纖維的大麥嫩葉「綠效末」，具有整治腸內環境的作用，能夠預防大腸癌。

## ●「綠效末」能夠降低膽固醇和中性脂肪

飲食生活的歐美化導致攝取的能量有所改變。一般的脂肪攝取過量，或是攝取過多的油炸食物、酒精等易消化性的醣類。

脂肪攝取過多會導致血液中積存膽固醇。膽固醇是動物細胞膜形成必須的成分。分為好膽固醇（ＨＤＬ）和壞膽固醇（ＬＤＬ）。

ＬＤＬ膽固醇在血液中的量增加時，會促進動脈硬化。反之，ＨＤＬ膽固醇增加時，就不容易導致動脈硬化。ＬＤＬ膽固醇會因為活性氧而氧化，這時候吞噬膽固醇的巨噬細胞就會附著在動脈壁上，導致血液通道變得狹窄，容易引起血栓。

血栓導致血液無法流暢，這時候動脈前端的細胞無法得到充分的氧氣和養分，導致細胞死亡，引起腦部的腦梗塞或心臟出現心肌梗塞的現象。

中性脂肪（三酸甘油酯）也會促進動脈硬化。攝取過多的油炸食物或酒精等時，會導致血液中的中性脂肪濃度增加。當中性脂肪輸送至各種組織中時，會導致LDL氧化，這也是引發動脈硬化的原因。中性脂肪太多時，血液會變白、變得濃稠。膽固醇較多的人會因此而促進動脈硬化。

為了預防動脈硬化，要先減少血液中的膽固醇和中性脂肪。魚類中所含的DHA（二十二碳六烯酸）或EPA（二十碳五烯酸）等多價不飽和脂肪酸能夠奏效。此外，食物纖維也具有效果。

水溶性的食物纖維在腸內能夠防止膽固醇的吸收，使其隨著糞便排出體外。而不溶性的食物纖維在腸內能夠吸收膽汁酸，並加以排泄。

前面提及，膽固醇是細胞膜形成的重要成分。一旦膽固醇被排泄，膽汁酸必須重新製造，這時候必須補充膽固醇。膽汁酸在肝臟被製造，其原料就是膽固醇。為了製造膽汁酸而消耗膽固醇，結果就會使血液中的膽固醇濃度下降。

總之，只要充分攝取水溶性和不溶性的食物纖維，就能夠降低、抑制膽固醇或中性脂肪。

當然，脂肪或酒精的攝取也必須要留意，不可過量。每天飲用富含食物纖維的大麥嫩葉「綠效末」，就能夠確實降低膽固醇或中性脂肪。

## ●「綠效末」能夠預防、改善高血壓

一般的定期檢查或健康檢查一定會測量血壓。心臟收縮、擴張，反覆進行血液的輸送，而血壓就是在心臟收縮、擴張時血管壁的壓力。

通常最高血壓不滿一四〇㎜Hg，最低血壓不滿九〇㎜Hg，這是正常值。但是依年齡的不同，正常值會有所差異。年齡加上90的值是最高血壓，其三分之二是最低血壓，這是一般的平均值。

世界衛生組織（WHO）認為最高血壓在一六〇㎜Hg以上，最低血壓為九五㎜Hg以上，被視為高血壓。

高血壓的症狀看起來好像沒有疾病一般，但會促進全身的動脈硬化，造成腦、心臟、腎臟等的障礙，引起各種併發症，是非常麻煩的疾病原因。

腦部會因動脈硬化而導致腦部血管阻塞，引起腦中風。心臟會因為冠狀動脈和動脈硬化而引發心肌梗塞或心臟機能不全。腎臟也會因此而無法將血液中的老舊廢物藉著尿液排出體外，結果導致腎機能不全。

預防高血壓的一般療法，就是抑制食鹽的攝取量。確實，食鹽攝取量多的地方，罹患高血壓症的比例較高，攝取量較少的地方發病率較低。食鹽就是鈉，會在腎臟再吸收。這時候胰島素會被分泌，有提升血壓的作用。胰島素分泌降低，就能夠抑制鈉的再吸收，也能夠防止血壓的上升。食物纖維不容易消化，結果產生降低胰島素生成分泌的作用。

此外，食物纖維在腸內能夠和鈉結合，和糞便一起排出體外，藉此能夠防止鈉的攝取過量。

若認為只要避免攝取過多的鈉——亦即不要攝取過多的食鹽就可以安心了，這是很危險的想法。在我們的身邊充斥許多鈉的化合物。包括高湯素在內，幾乎所有的製品都有「谷氨酸蘇打」，這種蘇打就是鈉。煉製品或罐頭都是鈉的寶庫。

零食、餅乾、糖果或速食麵也是如此。一些清涼飲料中會標示加入維他命C。其實這是抗壞血酸鈉，利用鈉來抽取維他命C。各種東西含有微量的鈉，對身體是無害的，可是我們的周邊充斥著含鈉食品，容易在不知不覺中攝取過量的食鹽，因此，不能夠掉以輕心。

「綠效末」中含有豐富的食物纖維，能夠降低中性脂肪和膽固醇，有預防動脈硬化的作用。血管內的中性脂肪或膽固醇減少，當然血液的循環就會順暢，能夠預防血壓上升。

## ●「綠效末」能夠預防體內形成膽結石

和膽固醇有關的疾病就是膽結石症。亦即在膽囊或膽管中有一個，甚至是數十個、上千個石頭所形成的疾病。膽結石形成時，該部分容易發炎，造成膽囊炎或膽管炎。五十歲以上的女性較易罹患膽囊癌。

膽結石的成分形成膽固醇系膽結石，或膽紅素系的膽結石等。隨著脂肪攝取量的增加，現在膽固醇系的膽結石大量增加。膽結石到底是如何形成的呢？

攝取含有多量膽固醇的食物之後，膽汁中多餘的膽固醇結晶化，附著在膽固醇上，形成像石頭一般的塊狀。具有溶化膽固醇作用的膽汁酸，以膽固醇為原料，在肝臟中製造。

換言之，體內的膽固醇過多時，或是膽汁酸過少時，容易形成膽結石。

食物纖維具有將膽固醇和糞便一起排出體外的作用，同時能夠吸著膽汁酸而排出體外。雖然膽汁酸看起來減少了，但是，減少的分量會由肝臟重新製造新的膽汁酸，因此不必擔心。

此外，能夠以膽固醇為原料，製造膽汁酸。肝臟中的膽固醇會逐漸被消耗，所以有一石二鳥之效果。由於能夠預防膽結石，因此攝取食物纖維是非常重要的。每天持續飲用大麥嫩葉「綠效末」，就不容易產生膽結石。

## ●「綠效末」能夠預防糖尿病或肥胖

糖尿病被認為「缺乏胰島素，其特徵為高血糖和尿糖。不只是醣類，蛋白質和脂質的代謝也出現異常」。最近經由免疫學的調查，發現四十歲以上十個人中就有一人罹患糖尿病。

其中三分之二的人罹患糖尿病而不自覺。在三十年前的一九七〇年，糖尿病患者僅僅三十萬人，也許由於飲食生活歐美化而導致患者人數急增。

我們主食的米或麵包，主要成分是醣類。醣類在小腸等的消化器官中被消化，而以葡萄糖的形態被吸收。葡萄糖變成肝糖，大都積存在肝臟中，一部分則積存在肌肉。超出必要以上的醣類進入體內之後，葡萄糖會變成皮下的脂肪組織，造成肥胖。

肝糖是葡萄糖的分子組合而成的，肝臟中的肝糖在身體必要的時候會變成葡萄糖，釋放到血液中，這就是血糖。

葡萄糖會被攝取入肌肉或脂肪組織中而加以分解，這時候就會釋出能量。能夠促進葡萄糖進入肌肉組織或脂肪組織的是胰臟所分泌的胰島素。胰島素能夠降低血糖值，促進葡萄糖的利用，抑制肝臟中肝糖的分解，形成身體的血和肉。

若攝取過多的餅乾、糖果或果汁，就會來不及分泌胰島素。此外，吃完宵夜馬上就寢，則醣類會直接殘留在體內。持續過著這樣的生活，分泌胰島素的胰臟就無法發揮作用，而引起糖尿病。

此外，醣類直接殘留在體內會導致肥胖。

對付糖尿病或肥胖，最大的救星就是食物纖維。食物纖維具有延緩醣類的消化、吸收的作用，因此，血糖值不會急遽的上升。血糖值上升時，胰島素的分泌會活化，胰臟只好進行完全的運轉。

這種狀態持續下去，會造成胰臟機能痲痺，無法正常地分泌胰島素，身體會一直維持較高的血糖值。然而，攝取豐富的食物纖維，能夠延緩消化、吸收，不會導致胰臟的負擔，使其能夠正常地分泌胰島素。

在此要說明的是，糖尿病和高血壓會導致狹心症、心肌梗塞、腦溢血、腦梗塞、癌症等的生活習慣病（成人病）。預防的主要關鍵，在於飲食生活的改善，尤其是食物纖維的攝取。

當然，均衡的攝取營養，避免偏食，不要攝取過量的鹽分，控制動物性脂肪和易消化性醣類的攝取，養成良好的飲食習慣、適當的運動等，都非常重要。

不過，大麥嫩葉的「綠效末」所含的食物纖維，被證明對於成為話題的環境荷爾蒙的戴奧辛也有效果。

## ●「綠效末」能夠保護身體免於劇毒戴奧辛的毒害

經常可以在報紙上看到「環境荷爾蒙」或「戴奧辛」的字眼，現在已經成為社會性的問題。正確地說，環境荷爾蒙就是指會導致內分泌混亂的物質。這些化學物質會擾亂荷爾蒙原有的作用。根據報告顯示，在自然界中會引發雄性雌性化的生殖異常等情形。

戴奧辛也是環境荷爾蒙之一。在越戰中，美軍使用含有化學物質的枯葉劑，結果引發各種悲劇。

戴奧辛這種劇毒，在日本垃圾焚化爐的灰燼和紙漿工廠的漂白過程中被檢驗出來。塑膠製品的原料聚氯乙烯這種氯系有機化合物燃燒時，會產生有致癌性或促畸型性的戴奧辛，被科學家稱作是世界上最強的毒性物質。

根據衛生署的報告，體重一公斤每天攝取一〇〇ｐｐｍ（一ｐｐｍ是一兆分之一公克）以內，是安全的。和歐洲各國的基準相比，似乎過於粗略，而受到市民團體的批判，因而改為一〇ｐｐｍ。

實際上，即使是肉眼看不到微量的戴奧辛，也會引起重大的汙染。我們所攝取的肉、魚、母乳、蔬菜等食物，都會受到污染。戴奧辛大都在小腸被吸收，不過很不容易代謝，會積存在肝臟或脂肪組織，侵蝕我們的身體。因此，雖然量少卻不是能夠感到安心的毒物。

要對付史上最強的劇毒戴奧辛，就是要攝取食物纖維來預防。藉此防止進入體內的毒性物質被身體吸收，而和糞便一起排出體外。這和大腸癌的對策一樣。

根據福岡縣保健環境研究所進行動物實驗，發現食物纖維和葉綠素對於這種毒物具有很好的效果。這項發現被大眾傳播媒體大肆報導，蔚為話題。相信大家記憶猶新。

這種人類自製的「劇毒」，必須仰賴食物纖維加以抵抗。而大麥嫩葉的「綠效末」中就含有豐富的食物纖維。

## ●「綠效末」所含的多量葉綠素令人讚嘆

讀到這裡，各位有何看法呢？

食物纖維能夠預防生活習慣病，也許不禁有人要問，只要攝取加入食物纖維的機能性食品即可，那麼即使不是大麥嫩葉也可以奏效吧！

食物纖維並不是藥。即使生病時食用，也不需擔心副作用的問題。但是，不是任何食物纖維都有效呢？確實，我們已經敘述了食物纖維的優異效能，不過，並非所有的食物纖維都有卓效。

大麥嫩葉除了食物纖維以外，還含有各種均衡的營養素，尤其其中所含的葉綠素更是發揮了重要的效用。正如前述一般，在福岡縣保健環境研究所進行的戴奧辛的動物實驗中也提到，食物纖維和葉綠素具有高度排除戴奧辛的效果。在此，我們來看看大麥嫩葉的「綠效末」，一〇〇公克中含有食物纖維五二·一公克，葉綠素六三〇mg。

葉綠素是在進行光合作用的植物中廣泛可以看到的綠色色素。深綠色的蔬菜或植物的葉子色素，被稱為「綠色的血液」。用鹼性水分解葉綠素，可以作成藥用的葉綠酸（水溶性葉綠素）水溶性深綠色結晶粉末。

葉綠酸沒有毒性，經常被用來當作牙膏的著色劑、防臭、脫臭劑等。其藥理效果，包括促進組織細胞成長，清淨傷口，使肉芽增生，改善表皮的形成，治療割傷、燙傷、潰瘍、皮膚炎等。可以飲用，也可以直接塗抹。根據國立健康營養研究所的實驗，葉綠素確實具有降低膽固醇值的作用。

具體而言，含有豐富葉綠素的大麥嫩葉「綠效末」，到底會對生活習慣病產生何種威力呢？

## ①高血壓、腦中風

高血壓的原因很多，重點在於降低血液中的膽固醇。大麥嫩葉的「綠效末」含有二十六醇，具有阻礙腸子吸取膽固醇的作用。高膽固醇值患者使用的治療藥β—谷甾醇中也含有這種物質，具有降低血液中膽固醇的作用。

「綠效末」中含有豐富的天然鉀。高血壓是因為血管變窄而引起的，而鉀具有擴充血管的作用，被應用在高血壓治療上的氯化鉀，就具有擴張血管的作用。和化學合成的氯化鉀相比下，天然鉀對身體的作用比較溫和，沒有副作用，且可以獲得高效果。

每天飲用「綠效末」，能夠治療高血壓，防止因為高血壓引起的腦中風等的疾病。

**②心臟疾病**

運動過後，血液中鉀的濃度會下降，鈉的濃度會上升。此外，各種心因性的精神壓力會導致鉀濃度下降，因此，當精神壓力太大或是疲勞時，心臟就無法正常運作。心臟每天工作二十四小時，不眠不休地運作，這就是心肌肌肉作用。而心肌肌肉的必須營養素就是鉀。

我們所攝取的鉀的量非常低，所以容易出現狹心症、心肌梗塞、心肌症、心膜炎等心臟疾病，危及生命。為了加以預防，在日常生活中就必須注意鉀的攝取。

心臟靠著大動脈輸送血液，其中的百分之五會馬上進入細小的冠狀動脈，分佈在心臟壁上。當這個動脈血流缺乏之時，就會硬化，即所謂的冠狀動脈硬化症（虛血性心臟疾病）。

到目前為止，原因不明，不只是高血壓患者，低血壓者也會罹患。似乎與攝取過量的動物性脂肪、肥胖、糖尿病等有關。

當冠狀動脈的血流持續三十分鐘以上不足時，會導致心臟壁一部分的細胞壞死，出現心肌梗塞。這是三大生活習慣病之一，也是非常危險的疾病。為了預防，必須減少會阻塞冠狀動脈的血液中的老舊廢物的增加。大麥嫩葉的「綠效末」，被確認具有溶化血液中老舊廢物的作用。

**③癌症**

在國內十大死因中佔第一位的是癌症。雖然治療法日新月異，但是，到目前為止還沒有明確的治療方法。

關於癌症的研究非常多。簡單而言，就是體內的一部分細胞出現了混亂現象而產生分裂，組織變大，形成良性或惡性腫瘤。

良性腫瘤周邊的組織會受到壓迫。而惡性腫瘤除了壓迫之外，還會侵蝕周邊組織（進入周邊組織）。細胞癌化的要因就是突變、致癌性化學物質（烤魚的焦物、一部分食品添加物、戴奧辛等）、紫外線、病毒等。

大麥嫩葉的「綠效末」中所含的過氧物酶，具有防止細胞癌化的作用。此外，維他命A、C、E以及纖維質，也能夠預防癌症。大麥嫩葉的「綠效末」中就含有這些天然的營養素。

**④糖尿病**

被稱作「富貴病」或「不治之症」的糖尿病，會併發血管障礙，導致嚴重的後果。糖尿病是胰島素的分泌不足，致使血液中糖的濃度升高。這種高血糖無法在腎臟被再吸收，而和尿一起排出體外。

治療糖尿病的方法就是注射胰島素，而和胰島素具有相同作用的大麥嫩葉「綠效末」，經由動物實驗確認具有降低血糖值的作用。

### ⑤肝臟病

肝臟有「沈默的臟器」之稱，即使生病也不易出現症狀，此為其特徵。初期症狀是全身無力、容易疲倦、缺乏食慾。到醫院檢查時，才發現是肝臟障礙。

肝機能的檢查以ＧＯＴ（谷氨酸草酰乙酸轉氨酶）和ＧＰＴ（谷氨酸丙酮酸轉氨酶）當作指標。ＧＯＴ和ＧＰＴ都是肝細胞富含的特有酵素。當肝臟出現障礙或肝細胞受損時，就會流入血液中。因此，一旦肝臟出現障礙，ＧＯＴ、ＧＰＴ的數值都會提高。

在此有一動物實驗，就是將老鼠分成兩組，一組餵食大麥嫩葉的「綠效末」十四天，另一組不餵食。兩組都在腹腔內注射四氯碳來誘發肝炎。二十四小時後採血，作血液生化檢驗，並實施肝臟的病理學檢查，結果發現前者的ＧＯＴ為後者的三分之一，ＧＰＴ只有後者的四分之一而已。

此外，測試肝臟ＳＯＤ的活性。ＳＯＤ即超氧化歧化酶。一旦因為精神壓力或有害物質、疾病等原因而產生活性氧時，ＳＯＤ酵素能夠分解活性氧，使其成為無害物質。大麥嫩葉的「綠效末」，平常就具有能夠去除活性氧的ＳＯＤ的作用。餵食的一組比沒有餵食的一組，其肝臟的ＳＯＤ活性更高出一・七倍。

●根據動物實驗 GOT 和 GPT 的變化

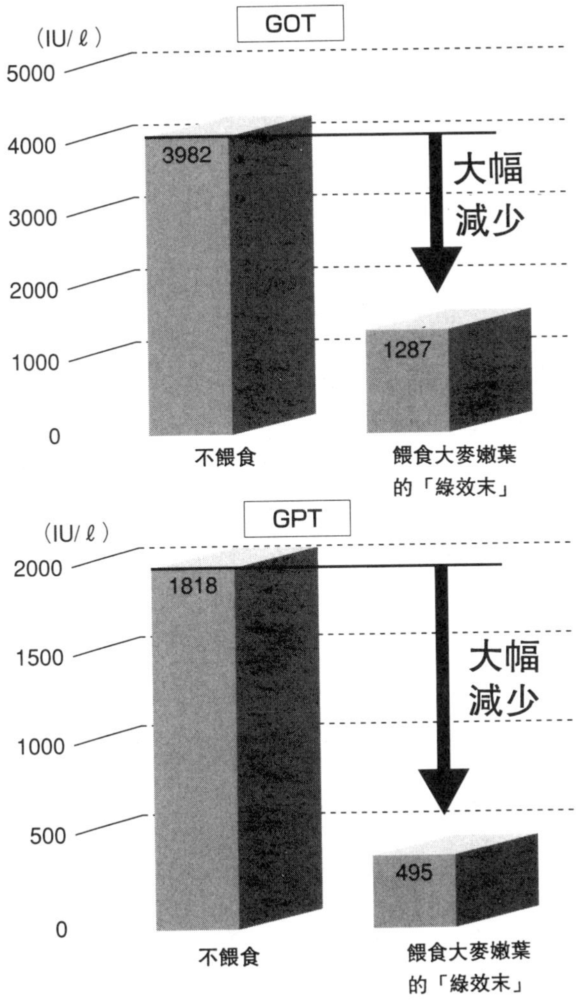

## ⑥異位性皮膚炎

這在二十～三十年前，是幾乎不曾聽過的疾病。現在罹患者逐漸增加。從嬰兒到幼兒，甚至到成人，都可能罹患異位性皮膚炎，而且是難治的疾病。全身的皮膚乾燥，易生濕疹，有強烈的搔癢感為其特徵。據說和花粉症、氣喘、蕁麻疹等的過敏性疾病有關。

異位性皮膚炎的原因至今不詳，似乎和遺傳體質、食物、塵蟎（地毯的灰塵或蟎等），以及精神壓力等複雜的因素有關。

大麥嫩葉的「綠效末」對於這種麻煩的異位性皮膚炎也很有效。原本葉綠素就對於組織細胞具有促進成長的作用。實際上，根據報告指出，持續飲用大麥嫩葉的「綠效末」，可以去除過敏，治療異位性皮膚炎。

由上述可知，大麥嫩葉的「綠效末」含有豐富的食物纖維和葉綠素等多種營養成分，對於生活習慣病、異位性皮膚炎等有很大的效用。

# 第3章

# 大麥嫩葉的「綠效末」是營養素的寶庫

## ●均衡的優良營養

正如前章所述，大麥嫩葉的「綠效末」對於癌症、糖尿病、動脈硬化、心臟疾病，乃至生活習慣病等，都具有卓效。理由是「綠效末」不只含有食物纖維、熱量、蛋白質、脂質、醣類、灰分，還富含鈉、鐵、鈣、鉀、鎂、鋅等礦物質、葉綠素、維他命類等均衡的營養素。

現代的飲食生活，比起過去以蔬菜為主的飲食生活而言，肉類的攝取量增加了。不只是動物性脂肪或油脂類的攝取過量，即使是砂糖和鹽分的攝取量也過多，而且食物纖維不足。由於攝取速食食品或調理食品，導致維他命、礦物質缺乏，因為營養不均衡而導致各種疾病。

總之，攝取營養均衡的飲食是健康的第一步。

在健康潮流的時代下，市面上銷售各種健康食品。但是，「只要喝這個就可以補充不足的鈣」，「只要一粒就含有五十顆檸檬的維他命C」，這種吃法妥當嗎？事實上，攝取過量的單一營養素，會導致其他均衡營養素的崩潰，反而有損健康。

## ●均衡的營養食品是不均衡的

由這一點來看，大家都非常注意均衡的營養食品。市面售有各種聲稱「能夠簡單的補充熱量、維他命、礦物質等營養素，提供忙碌現代人的生活補給」的營養食品。

能夠補充運動時的營養，或取代早餐，或提供工作、讀書時的補給，利用範圍極廣。年輕女性認為這有益健康，可以用來取代三餐，甚至藉此可以就此瘦身。

實際上，這種均衡營養食品並沒有一定的基準。各種製品的成分不一，有些製品所含的鐵、鈣較多，但是蛋白質、醣類較少。有的正好相反。從營養成分來看，有些製品配合一個煎蛋、一碗玉米湯而當作一餐的營養，或配合蘋果汁、水煮蛋來提供均衡的營養。

到底營養食品的標準何在呢？

均衡的營養食品種類繁多，實際上其營養成分都有偏頗，堪稱是不均衡的食品。甚至有些營養食品的主要原料是麵粉、奶油或植物油、砂糖、蛋。有些製品還添加大豆蛋白、脫脂奶粉、杏仁果、結晶纖維素等。雖然熱量較低，但是所含的糖分和脂質較多，幾乎和點心類餅乾、糖果類似。

## ●均衡且富含天然營養素的大麥嫩葉

那麼大麥嫩葉的營養素又如何呢？在第1章中提及，大麥嫩葉含有各種的維他命、礦物質、酵素、蛋白質、纖維等營養素，和其他的食品相比，含量非常多。大麥嫩葉的「綠效末」一〇〇公克中含有百分之二十二的蛋白質。而牛奶的蛋白質含量約為百分之三，為其七倍，是番茄的十六倍，是蘋果的五十倍以上。

礦物質含量的數值非常高。鉀含一・七四公克，為菠菜含量的二・五倍，牛奶的十一倍。一般人都認為要攝取鈣就要喝牛奶，大麥嫩葉的「綠效末」的鈣含量為三三六mg，牛奶的鈣含量是一〇〇mg，為牛奶的三倍，也是約菠菜的三倍，高麗菜的約六倍。

菠菜是鎂的寶庫，相形之下大麥嫩葉所含的數值更高。菠菜所含的鎂為五九mg，大麥嫩葉是一二三mg，為菠菜的二倍以上。鐵的含量則是菠菜的二十五倍。

此外，由三十五頁的表可以了解，在體內會變化為維他命A的胡蘿蔔素，含量是一三・六mg，約為菠菜的四倍，胡蘿蔔的二倍。維他命B、C是牛奶、菠菜、胡蘿蔔等的數倍之多。

這些營養素都是天然物質，可以直接從大麥嫩葉中攝取到。在此之前，大麥嫩葉不被當作食料來考慮。一般說到麥，大家就會想到麥芽。但從營養成分來看，嫩葉的養分比麥芽好。這是熊本大學的藤田穆教授研究的結果。

此外，葉依生長階段的不同，營養素的含量也會有所差異。當大麥葉成長到二十公分時，經由實驗證明其營養成分最好。

大麥嫩葉「綠效末」所含的各種營養素，到底對人體和健康有何種效用呢？缺乏時，會如何呢？「綠效末」對何種人較為有效呢？

## ●維他命的特徵

維他命和蛋白質、醣類、脂質一樣，是人體本身無法合成的構成身體血、肉的營養素，雖然微量，但是，能夠和其他營養素產生相輔相成的作用。現在維他命從

●大麥嫩葉的「綠效末」和主要蔬菜總胡蘿蔔素組成的比較

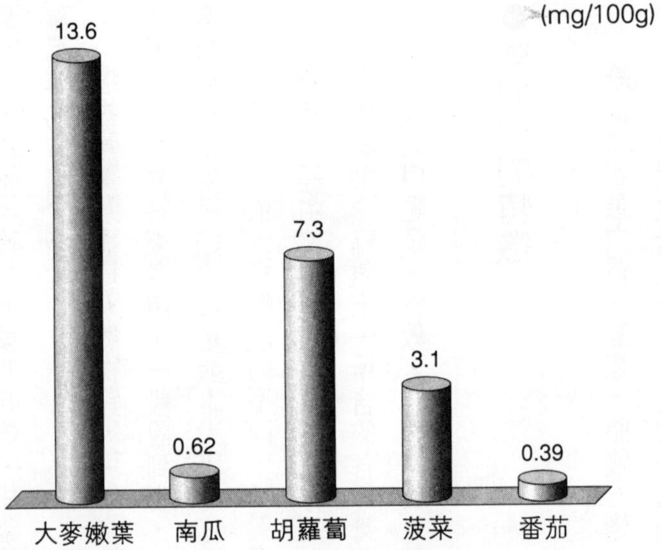


A至K，分成水溶性和脂溶性兩種。

維他命的功用是為了保護身體，避免罹患缺乏症，能夠預防成人病。

但是，水溶性的維他命（維他命$B_1$、$B_2$、C等）攝取過多時，會被排泄掉。而脂溶性的維他命（維他命A、D等）則會積存在體內，導致頭痛等的副作用，應該避免攝取過量。

## ①維他命A

維他命A對於皮膚、眼角膜、黏膜、腸胃、支氣管、肺等的上皮組織發生作用，能夠預防夜盲症。一旦不足時，肌膚會變得粗糙，細菌容易進入呼吸器官，經常容易感冒。

反之，每天攝取五萬IU以上的維他命A，會出現頭痛、發疹的現象。懷孕初期會出現異常分娩。不過，缺乏維他命A時，會提升罹患癌症的危險性。這是因為上皮組織細胞不夠堅固，降低抑制癌的作用所致。

大麥嫩葉的「綠效末」一〇〇公克中，含有七五六〇IU維他命A效力，相當於一．五根份的胡蘿蔔。總之，每天飲用「綠效末」，能夠預防肌膚的粗糙，不容易感冒，也可以遠離癌症。

### ②胡蘿蔔素

一般的黃綠色蔬菜中富含胡蘿蔔素，其在體內會轉變為維他命A。胡蘿蔔素攝取過量時，不會產生問題。必要量會轉變為維他命A，其他的則會積存在體內，保護身體免於活性氧的弊害。氧藉著呼吸進入體內，其中的百分之二會變成活性氧，在體內氧化，促進老化而引發癌症。抗氧化物質能夠對抗活性氧，而胡蘿蔔素則能夠發揮抗氧化的作用。

胡蘿蔔素具有減少壞膽固醇的效果。壞膽固醇會因為活性氧而氧化成為過氧化脂質，附著在血管內壁，成為引發動脈硬化、心肌梗塞、狹心症等心臟疾病的原因。而具有防止膽固醇氧化作用的，正是胡蘿蔔素和維他命E。

大麥嫩葉「綠效末」一〇〇公克中所含的總胡蘿蔔素為一三・六mg，是菠菜的四・五倍，每天飲用「綠效末」，能夠防止動脈硬化或心肌梗塞等。

### ③維他命$B_1$

鈴木梅太郎博士從米糠中發現維他命，具有分解飯、麵包類、砂糖等的醣類的作用。缺乏維他命$B_1$時，無法分解醣類、乳酸等的疲勞物質。一旦疲勞物質積存，會使人感到疲勞。

此外，手腳容易浮腫、麻痺，出現腳氣病。腦的中樞神經和手腳的末梢神經無法保持正常作用，變得容易焦慮、易怒。

成為國人熱量來源的營養素就是醣類（碳水化合物），所以對國人來說，這種維他命更是重要。對於喝酒或果汁等攝取較多醣類的人而言，這是不可或缺的維他命，也是運動和偏食的人所必要的維他命。

維他命$B_1$是水溶性，不耐熱，在調理時會喪失百分之三十～百分之五十。攝取過剩不會對人體造成傷害。

大麥嫩葉「綠效末」一〇〇公克中的維他命$B_1$的含量是〇·二四mg，相當於半串的蒲燒鰻。每天飲用「綠效末」，可以防止手腳麻痺或浮腫等。

**④維他命$B_2$**

細胞再生或促進熱量代謝作用的維他命，能夠代謝脂肪和醣類，具有分解過氧化脂質的作用。一般的動物性食品中含有大量的維他命$B_2$，缺乏時會導致成長停滯。

很少吃動物性食品的人或壓力較大的人，甚至攝取過量脂肪的人，必須補充維他命$B_2$的不足。

維他命$B_2$能夠分解造成動脈硬化和老化的過氧化脂質，預防虛血性心臟疾病、高血壓、糖尿病等的生活習慣病。易溶於水，耐熱與酸，即使攝取過多也無需擔心。缺乏維他命$B_2$時，容易罹患口腔炎，以及眼睛、舌頭等的黏膜部位的發炎。

大麥嫩葉「綠效末」一〇〇公克中，維他命$B_2$的含量是〇·六〇mg，相當於二條秋刀魚、四〇〇毫升的牛奶的份量。每天持續飲用「綠效末」，能夠預防心臟疾病、高血壓、糖尿病等。

**⑤維他命C**

具有合成細胞結締組織的膠原蛋白的作用之維他命，能夠強化血管、皮膚、黏膜、骨骼、肌肉。一旦缺乏，容易感冒，肌膚喪失彈性，容易出現斑點，甚至會引起壞血病。

維他命C有助於鐵、銅的吸收，具有合成血紅蛋白的作用。

此外，抗癌劑中著名的干擾素本來是由人體內製造的，而維他命C具有促進生產干擾素的作用。根據實驗發現，維他命C具有抑制造成胃癌、肝癌原因的致癌物質亞硝基胺生成的作用。

攝取過多的維他命C，不會對身體造成影響。一天攝取一〇公克以上的維他命C，會出現下痢和濕疹。維他命C為水溶性，對於熱、空氣、氧、鹼的抵抗力比較弱。蔬菜經由調理會喪失百分之五十以上的維他命C，因此蔬菜最好是生食或略炒。通常維他命C經過二～三小時以後就會排出體外，所以一次不需要大量攝取，但是每餐都要攝取。

大麥嫩葉「綠效末」一〇〇公克中的維他命C含量是三mg。每天持續飲用「綠效末」，可以抑制癌症的發生，肌膚也不會長斑點。

罐裝的清涼飲料或烏龍茶中，經常會標示含有維他命C。有的人會認為維他命C有益於健康和美容，實際上只是當作防止氧化劑而添加的。

維他命C具有容易氧化的性質，烏龍茶等添加維他命C之後，維他命C會優先氧化，以防止烏龍茶成分的氧化。

換言之，維他命C為了守護商品而自我犧牲。

維他命C分為氧化型和還原型，一般添加的是氧化型的維他命C。氧化型的維他命C對人體的健康沒有任何助益，而還原型者進入體內才能夠產生效用。

罐裝飲料雖然標示含有維他命C，但是不要抱持太大的期望。當然，大麥嫩葉「綠效末」所含的維他命C是天然的還原型。

### ⑥維他命E

這是脂溶性的維他命，具有強力的抗氧化作用而備受矚目。可以保護身體免於活性氧之害，是預防生活習慣疾病不可或缺的物質。當食物經過燃燒而產生能量時，同時也會產生氧，而不飽和脂肪酸也會氧化，形成過氧化脂質。過氧化脂質具有破壞細胞的作用，然而維他命E卻能加以防護。

缺乏維他命E時，血液中的膽固醇因為氧化而吸著在血管壁，導致動脈硬化。由於血液循環障礙而導致的肩膀痠痛、頭痛、手腳冰冷等症狀，都可以藉著維他命E而得到改善。對於更年期障礙也有效。

維他命E雖然具有抗氧化的作用，但是一旦過氧化脂質太多時，只靠維他命E是無法抑制的。這時候，可借助能夠提高維他命E抗氧化作用的維他命C。另外，胡蘿蔔素、維他命$B_2$也具有相同的作用。

總之，不要集中攝取特定的營養素，而必須均衡地攝取各種營養素。

維他命E攝取過量不會產生問題。在杏仁果、堅果類等的植物油中，含有多量的維他命E。植物油是不飽和脂肪酸，但其缺點是容易氧化。然而，這些植物為了避免氧化，其中儲藏著大量的維他命E。

大麥嫩葉「綠效末」一〇〇公克中含有維他命E的量是一二・三mg，相當於一二〇公克的花生中的含量。每天飲用「綠效末」，就不容易罹患生活習慣病，對於更年期障礙等也有效。

## ●礦物質的特徵

礦物質是調節身體機能不可或缺的營養素。人體百分之九十五是由氧、碳、氫、氮四種元素所形成的，剩下的百分之五則是無機質的礦物質。其中鈣、磷形成骨骼，鉀、鈉具有傳達神經的刺激、收縮肌肉的作用。微量元素的鐵是紅血球血紅蛋白的必須成分。鋅則和蛋白質的合成有關。

人體內從皮膚到臟器的新陳代謝，大都靠著化學反應來進行，藉著酵素圓滑運作。酵素作用中不可或缺的就是礦物質。

鎂能夠活化各種酵素反應，一旦缺乏，酵素反應會變得停滯，導致健康平衡崩潰。可以說缺乏礦物質是引發生活習慣病的關鍵。

為了增進健康，預防生活習慣病，需要攝取礦物質。當然，攝取過量會對身體造成傷害。食鹽中所含的鈉，一旦攝取過量，則會導致高血壓。

大麥嫩葉「綠效末」中所含的礦物質，對身體具有何種作用呢？

①鈉

正如前述，攝取過量容易導致高血壓。鈉能夠降低神經、肌肉的興奮作用。此外，和鉀一起維持細胞的浸透壓。攝取過量的鈉會從尿中排出，不需要擔心過剩症，但是持續過量攝取，對身體有害。

血液中的鈉增加，則浸透壓也會升高，為了稀釋，細胞會滲出水。結果造成血液量增加，導致血液輸送壓提升，血壓升高。這就是高血壓所導致的動脈硬化。

鈉的標準攝取量以食鹽來說，一天約為一〇公克。國人經常攝取含鈉較多的味噌、醬油等調味料。此外，各種加工食品中也含有多量的鈉，因此，食鹽的攝取量最好控制為七公克。當然，也要增加能夠降低血壓的鉀的攝取量。

大麥嫩葉「綠效末」一〇〇公克中含有一七一mg的鈉，是一小撮食鹽（約一．五公克）含鈉量的十分之一而已。總之，每天飲用「綠效末」，可以預防高血壓，也可以避免胃潰瘍和動脈硬化的產生。持續飲用，不會造成問題。

②鉀

鉀能夠促進鈉的排泄，具有降低血壓的作用。除了能夠使肌肉收縮順暢之外，還可以促進腎臟老舊廢物的排泄。體重五十公斤的人，其體內大約有一〇〇公克的鉀，控制各種生命活動。在夏天容易排汗，鉀和汗會一起排出體外，容易引發低鉀血症。這也是導致夏日懶散症的原因。

蔬果中含有鉀，但在調理時容易流失。這是容易缺乏的礦物質。經常喝酒或吃甜食，或是攝取多量食鹽以及高血壓患者，要多攝取鉀。新鮮水果或水果乾是鉀的寶庫，可以直接攝取。

大麥嫩葉「綠效末」一〇〇公克中含有一·七四公克的鉀，相當於三個柿乾的分量。成人一天的鉀的目標攝取量是二～四公克。每天持續飲用「綠效末」，可以改善腎臟機能，防止夏日懶散症或高血壓。經常飲用咖啡、酒及攝取甜食的人，更是需要飲用「綠效末」。

### ③鎂

這是比鈣更容易缺乏的礦物質，有助於提升多種酵素的作用。鈣進入肌肉細胞中會導致緊張收縮。如果缺乏鎂，則細胞中的鈣變得過多，容易引發痙攣、顫抖。有精神壓力積存時，更要增加鎂的攝取量。

鎂和其他礦物質的平衡非常重要，鈣攝取過剩時，會阻礙鎂的吸收造成體內存在過多的鈣，因此，大量飲用牛奶的人，必須攝取多量的鎂。肉、加工食品、清涼飲料中含有很多的磷，會妨礙鎂的吸收。

含有多量鎂的食品如堅果類、魚貝類。成人一天的攝取量是三〇〇mg。大麥嫩葉「綠效末」一〇〇公克中含有一二三mg的鎂，相當於五〇公克的杏仁果含量。每天持續飲用「綠效末」，能夠攝取到均衡的礦物質，對於痙攣、顫抖等有效。

### ④鈣

這是骨骼、牙齒形成的必要礦物質，成人的體內約有一公斤（體重五十公斤的人）的鈣，幾乎都存在於骨頭和牙齒中。剩餘的少量（百分之一）則存在於血液中或肌肉、神經等。

血液中的鈣經常保持一定的濃度，缺乏時會因為副甲狀腺荷爾蒙或維他命D的作用，導致骨骼、牙齒中的鈣溶出。如果正逢成長期，則牙齒的質變差，骨骼的品質不佳，變得疏鬆。這種狀態持續下去，骨骼會變成如蜂巢般的狀態——稱為骨質疏鬆症。

國人有慢性的鈣缺乏的傾向。一天的必要量是六〇〇mg，但是許多人因為慢性的鈣缺乏而罹患骨質疏鬆症。

不過，並非大量的攝取鈣就可以解決鈣的缺乏問題。如果吸收率不良，也於事無補。必須求取蛋白質和鈣的均衡。

攝取過量的鈉和磷等，會導致鈣的缺乏，因此，必須要攝取均衡的飲食。成人一天鈣的需要量為六〇〇mg。發育期中的九～十四歲的孩童，則為六〇〇mg以上。

含有豐富的鈣的食品包括小魚、乳製品、青菜等。一瓶牛奶中含有二〇〇mg的鈣。大麥嫩葉「綠效末」一〇〇公克中含有三三六mg的鈣，相當於二條沙丁魚。喝牛奶可以攝取大量的鈣，但如果每天持續飲用「綠效末」，則在不知不覺中骨骼和牙齒就會變得堅固。

### ⑤鐵

鐵的吸收率約百分之八，是容易缺乏的礦物質之一。鐵是成為紅血球的血紅蛋白構成成分。紅血球能夠將氧運送到身體的各器官。一旦缺乏鐵時，身體會呈現缺氧狀態，容易引起貧血、頭暈。

紅血球的壽命是一〇二～一三二天。即將壞死的紅血球的鐵會被分離出來，被新的紅血球再採用。鐵一天的需要量是二十二mg。

從食物中所攝取的鐵一天約一〇mg，只要不出血，鐵是不會流失的。這是非常重要的礦物質。

女性平均每個月會流失三十三ml的血液，平均每天會喪失〇・五mg的鐵。因此，鐵的營養需要量男性是一〇mg，女性則是十二mg。

鐵儲存在肝臟、骨髓、肌肉等，必要時會出現在血液中。貧血是因為儲存的鐵不夠所致，年輕女性半數以上都有潛在的貧血。

鐵分不足就會引發一般年輕女性常見的缺鐵性貧血，臉色不佳，稱為萎黃病。不過，一般可以藉著化妝來稍微掩飾。必須經過血液檢查才能夠診斷出缺乏紅血球。原因往往是過度節食。

現在年輕女性一天的飲食攝取量都在二千大卡以下，要攝取到十二mg以上的鐵實在不易。

鐵分為包括瘦肉或魚中的正鐵血紅素，和植物性食品中所含的非正鐵血紅素。吸收率較高的是正鐵血紅素。維他命C能夠提升非正鐵血紅素的吸收率。鐵攝取過多沒有任何的好處，尤其是罹患慢性酒精中毒症的人，更是不可攝取過多。

大麥嫩葉「綠效末」一〇〇公克中含有七〇・五mg的鐵，相當於豬肝六〇〇公克的含量。每天持續飲用「綠效末」，可以防止貧血，值得向年輕女性推薦。對於討厭吃肝臟的人而言，非常適合。

### ⑥鋅

鋅是細胞或組織代謝不可或缺的酵素構成成分，能夠促進發育，具有使傷口儘快恢復的作用。常吃速食食品或極端節食的人一定容易缺乏鋅。

一旦缺乏鋅時，由於細胞無法分裂而導致孩子的身高無法提升，出現發育遲緩的現象。如果是成人，則肌膚粗糙，傷口不易恢復，易使新陳代謝非常活躍的腸胃出現障礙。

此外，能夠降低攝入體內的鉛、水銀等有害金屬的毒性，保護身體避免受到環境的污染。

一般而言，攝取過剩不會引起問題。但是，罐頭容器所溶出的鋅會引起中毒症狀。

鋅含量豐富的食品包括柿子、凍豆腐、蕎麥粉、蒲燒鰻、肉等。大麥嫩葉「綠效末」一〇〇公克中含有一六・三ppm的鋅。換言之，每天飲用「綠效末」，能夠促進發育，也能夠促進傷口的復原。

## ●「綠效末」也富含三大營養素

蛋白質、脂質、醣類（碳水化合物）是食品的三大營養素，也是維持生命不可或缺的物質，是生命活動的主幹。這三大營養素和維他命、礦物質合稱為五大營養素。三大營養素具有化學上的共通性質。

維他命、礦物質的必要量和三大營養素相比，比較微量。三大營養素的必要量較多，但若攝取過量，會對身體造成不良的影響。蛋白質、脂質、醣類必須互相配合，取得平衡，否則即使攝入體內，也無法充分發揮作用。

蛋白質是構成肌肉、骨骼的重要成分，被當作熱量來源，在體內對於與代謝有關的酵素以及在調節上發揮作用的荷爾蒙等生理機能，能夠產生維持作用。

脂質被當作主要熱量的來源，以體脂肪的形態儲藏於體內，對於細胞的成分也能發揮作用。

醣類和脂質一樣，被當作能量來源來利用，以肝糖（糖原）的形態儲存起來，是核酸形成的成分。

食品中一公克的營養素的利用能量是蛋白質為四大卡，脂肪是九大卡，醣類是四大卡。大麥嫩葉一〇〇公克中含有蛋白質二十二公克、脂質七・九公克、醣類四一・五公克。總熱量為三二五・一大卡。成年男性一天的必要熱量是二千五百大卡，女性是二千大卡。

大麥嫩葉「綠效末」一〇〇公克中含有三百二十五大卡的熱量，相當於慢跑三十分鐘所需要的熱量。現代的飲食生活容易攝取過多熱量，如果沒有活動身體，則體內的熱量會積存，導致肥胖，引發了麻煩的生活習慣病。

## ●SOD和抗氧化物

就如同在胡蘿蔔素和維他命項目中所說明的，氧的作用能夠維持生命和形成能量。但是，氧也有其負面的作用。蛋白質、脂質、醣類經過氧化（燃燒）、分解而產生能量，因此人類的身體才能夠活動。

不過，一旦氧接收了多餘的能量時，就會形成活性氧而產生不良的作用。通常，活性氧對於進入體內的細菌或病毒以及食品添加物等有害物質，能夠使其無害化，發揮防衛身體的作用。

不過，活性氧過多時，會傷害正常的組織。促進活性氧產生的因素包括紫外線、煙草的煙、化學藥品等，有如致癌性物質一般。

臟器、患部發炎會引發活性氧的氧化作用。發炎的組織內會產生異常的活性氧和過氧化氫。活性氧會使細胞內的DNA、細胞膜等氧化，造成極大的傷害。不只會導致動脈硬化、風濕、關節炎、胃炎、肝炎等，甚至還會引發細胞的癌化。

不只活性氧對身體有害，不飽和脂肪酸氧化之後，會生成過氧化脂質，也會傷害細胞膜或DNA。

那麼，有什麼方法可以對抗活性氧與過氧化脂質呢？實際上，動物和植物本身就具有使活性氧或過氧化脂質無毒化的酵素，稱為SOD（超氧化歧化酶）。人體內也具有SOD，能夠控制體內的氧化作用。

只不過當SOD減少時，分解活性氧的能力就會衰退，會產生前述的各種障

●「綠效末」的 SOD 能夠消除體內的活性氧

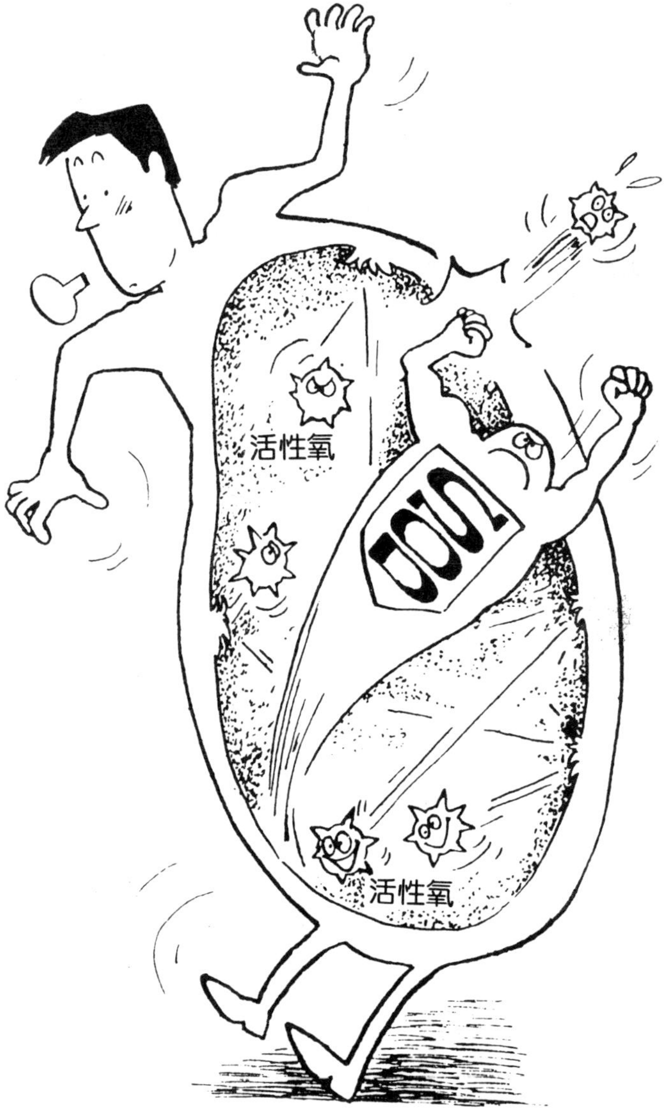

●肝臟SOD的活性

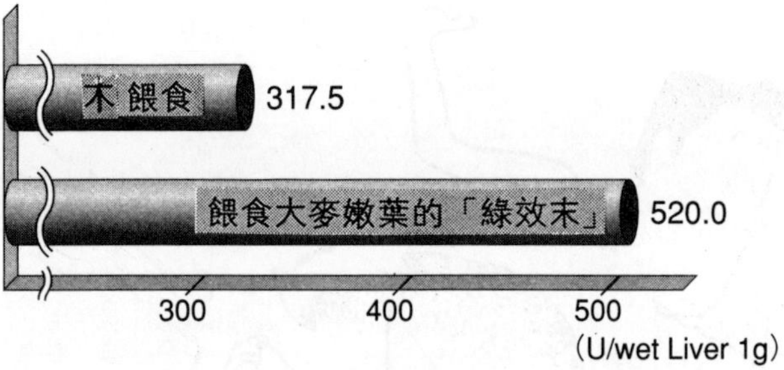


礙，引發各種疾病。尤其是隨著年齡的增加，ＳＯＤ會減少。和老人病有關的疾病，就是活性氧和過氧化脂質的生成所致。

生命力較強的年輕植物含有大量的ＳＯＤ，尤其大麥的禾本科植物含量更多。大麥即使曝露在強烈的紫外線下，也能夠不斷生長。其嫩葉因為含有大量的ＳＯＤ，所以不會受到活性氧的氧化。

利用老鼠進行大麥嫩葉「綠效末」在體內提升ＳＯＤ活性的實驗。

通常，對於ＳＯＤ活性是採用試管來作檢查，而調查其對動物體內產生作用的實驗，則堪稱是劃時代的實驗。

首先將老鼠分成二組，一組連續十四天餵食大麥嫩葉「綠效末」，而另一組不餵食來進行比較。期間餵食四氯化碳誘發急性肝障礙，藉此測定老鼠肝臟SOD的活性（右圖）。

結果，餵食大麥嫩葉「綠效末」的一組，肝臟SOD的活性提升至五二〇單位，沒有餵食的則為三一七．五單位。證明大麥嫩葉的「綠效末」具有優異的抗氧化作用。

除了三大營養素之外，大麥嫩葉「綠效末」中還含有維他命、礦物質等天然營養素，是營養非常均衡的物質。這些天然的成分，能夠保護我們的身體免於疾病之害。

# 第4章

# 「綠效末」中含有豐富的食物纖維

## ●人類不可或缺的食物纖維

大麥嫩葉「綠效末」是採用超微粉碎技術，將大麥嫩葉中所含的豐富營養素微粉末化。一般大麥嫩葉的青汁的製法都會捨棄食物纖維，但是「綠效末」卻保有豐富的食物纖維。捨棄珍貴且豐富的營養素而作出來的青汁，到底具有何種效果呢？大麥嫩葉「綠效末」一〇〇公克中，其食物纖維的含量高達一半以上，為五二・一公克。

一般的食物中含有大量的食物纖維，口感粗糙而損害味覺。人類主食的麵包，在製造的過程中，會篩除小麥中所含的食物纖維，這被認為是人類英明的智慧。亦即利用石臼、水車、蒸氣、電力精製小麥而作出美味的麵包，被認為是技術革新的進步。

可是這種外表白皙、味覺良好的麵包，卻失去了非常珍貴的食物纖維、維他命、礦物質等營養素。這也是導致慢性缺乏營養素的原因。

最後，會因為缺乏症狀而產生各種的現代病，絕非危言聳聽。

「這個世紀人類犯下最大的錯誤就是使麵包變白。」狄尼斯・巴奇特醫生（後述）這麼說。

人類歷史數十萬、數百萬年以來，每一天的食材大半是未精製的植物。其中含有豐富的食物纖維，這是人類為了方便消化吸收，以及配合牙齒的形狀、腸子的長短、腸內細菌和消化酵素等而不可或缺的營養物質。

然而，在這短短的一百年左右，穀物中的食物纖維被去除，加以精製，作成澱粉質的主食，產生了白麵包、白米、白砂糖……。結果又如何呢？攝入體內的食物失去纖維，造成身體的平衡崩潰，引起肥胖、動脈硬化等生活習慣病以及癌症等各種疾病。

換言之，如果每天定期攝取大麥嫩葉「綠效末」，就可以預防生活習慣病。為了得到均衡的飲食生活，最簡單的方法就是利用「綠效末」來攝取容易缺乏的食物纖維。

## ●食物纖維是第六營養素

過去的營養學認為，食物纖維並不是形成、構成身體能量的必須物質，被當作

**●大麥嫩葉的「綠效末」和主要蔬菜的食物纖維組成比較**

（g/100g）

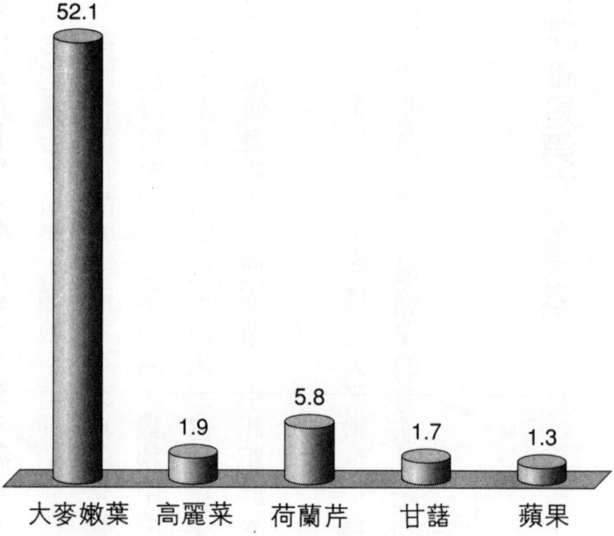


「食物殘渣」而未受重視。可是，現在繼蛋白質、醣類、脂質、維他命、礦物質之後，食物纖維被視為第六營養素。

食物纖維受到注意是最近的事。一九七〇年初，英國的狄尼斯・巴奇特醫生進行歐洲人和非洲人的比較研究，提倡「攝取食物纖維少的食品，也就是攝取過多高度精製的食品，容易引發大腸癌」。

身為傳教士的他，曾在非洲生活多年，注意到歐洲人罹患大腸癌的比例逐漸增加，而非洲人卻很少罹患。

自從巴奇特醫生倡導「食物纖維假設說」之後，食物纖維才被定義為「人類的消化酵素無法消化的食物成分」。食物纖維分為不溶性和水溶性，這在第2章已經說明過了。

植物細胞壁的構成成分含有不溶性植物纖維，而植物細胞中儲藏的多糖類中，則含有水溶性食物纖維。大麥嫩葉的食物纖維主要是不溶性食物纖維，以纖維素、半纖維素及木質素為主要成分。

由於不溶於水，所以吸收水分之後會膨脹，能夠刺激腸壁，活化腸的運動，使得食物殘渣隨著糞便排出體外。「綠效末」中所含的不溶性食物纖維，對於消化器官的疾病尤其有效，理由即在於此。

## ●注意便秘

目前國內的便秘患者急增，而女性患者又多於男性。從九十三頁的表中，可以看出有便秘煩惱的女性的比例。十五歲以後，有便秘煩惱的女性急遽增加了。雖然有程度上的差異，但是百分之五十的女性在治療過程中顯示有便秘體質。通常，便秘以青春期或高齡女性較多見，這是「女性的大敵」。

一般的便秘是指，三天以上無法排便的狀態，這種痛苦只有當事人才了解。便秘會造成腹痛、腹脹、肥胖、肌膚粗糙。

血壓高的人也容易罹患便秘，排便不暢，造成血壓上升，這也是引起腦中風的原因。而硬便更是導致痔瘡的原因。

每天按時排便，是人類基本的生活行動。攝入體內的食物，經過腸的消化吸收，成為糞便排泄出來，這是基本的循環。可是，不規律的生活、飲食習慣，以及壓力、運動不足、食物纖維攝取不足等，會導致這個循環崩潰，引發便秘。

便意，是大腸下部囤積了定量的未消化物質而產生的感覺。食物纖維攝取不足，或是未消化物囤積到排便為止的時間太長時。

大腸下部的腸管會持續吸收未消化物的水分，使得這些未消化物逐漸變硬，而最後囤積在大腸下部的未消化物是軟的狀態，所以最初排出的是硬便，接著是軟便，這都是食物纖維攝取不足所致。

每天持續飲用含有豐富食物纖維的「綠效末」，就能夠改善腸內的狀態，避免罹患便秘，持續維持排出軟便的狀態。

●因便秘而煩惱的女性的比例

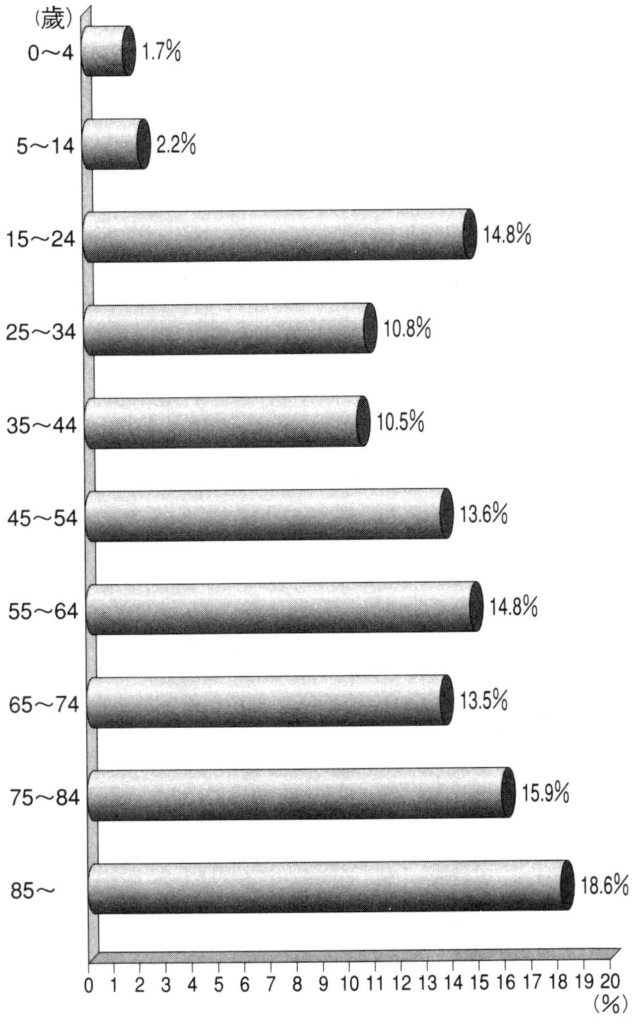


根據國民生活基礎調查（厚生省大臣統計情報部編）

## ●糞便是健康的標誌

進行猿猴生態研究的動物學者說：「猿猴的糞便是得自猿猴的信，是禮物。」此外，熊的研究者藉著觀察熊的糞便，就能夠了解其攝食的種類、棲息的地方、群居的狀態和健康狀態。不只是猿猴、熊，從野生動物到飼養的動物，他們的糞便是健康度的重要標誌。

人類也是一樣。健康的糞便是黃色略帶咖啡色，若咖啡色較強，表示食物纖維不足或攝取過量的蛋白質以及脂肪。飲食中脂質較多，膽汁的分泌也較多，糞便呈現咖啡色。反之，肝臟無法分泌膽汁時，糞便會變白。此現象有閉塞性黃疸等疾病之虞，要馬上接受診察。

糞便摻雜血或呈草莓果醬、柏油狀的糞便，則要考慮是否罹患腸套疊症或潰瘍性大腸炎、胃、十二指腸潰瘍、赤痢及大腸癌等。

如果排出如山羊糞便一般的顆粒硬便，很明顯的是缺乏食物纖維或積存精神壓力。若是排出細長形的棒狀糞便，則表示腸管狹窄，可能罹患癌症。然而，每天飲用大麥嫩葉「綠效末」，就能夠排出擁有健康顏色的糞便，遠離各種疾病。

透過糞便就能夠了解一個人的身體狀況。糞便硬，排泄困難，積存在腸內，則容易引發便秘，造成各種不良的影響。

## ●改善腸內環境有益美容

我們的腸內棲息著約一百種的好菌和壞菌，其總數高達一百兆個。健康的身體其腸內存在較多的雙叉乳桿菌等的有益菌，亦即魏氏梭狀芽孢桿菌及大腸菌等壞菌較少。

健康或年輕的時候，腸內的雙叉乳桿菌佔優勢。而隨著年齡的增加或生病時，魏氏梭狀芽孢桿菌急遽的增加，造成腸內的環境惡化，糞便變臭。

糞便一旦惡臭時，意味著腸內的腐敗物質較多，這也是促進癌化和老化的原因。此外，便秘時，壞菌增加，好菌減少，導致腸內的環境惡化。

壞菌會製造腐敗物質、致癌性物質、促進老化物質，直接被吸收或部分被吸收，都會導致各種臟器發生障礙，誘發各種慢性疾病。換言之，為了保護身體免於疾病之害，要促使腸內的好菌佔優勢，減少壞菌。好菌較多的腸內環境，能夠阻止病原菌或病原性大腸菌O—一五七等的腸管感染。

一旦腸內的乳酸菌等有益菌增加時，腸內的pH值呈酸性，而腐敗菌減少。最近，根據報告顯示，乳酸菌能夠抑制大腸菌O—一五七。

有益菌的雙叉乳桿菌除了能夠防止腸內腐敗的進行之外，也能夠防止腸內感染，具有強化免疫和抗癌的效果等。

此外，還有製造維他命的作用。雙叉乳桿菌為了在腸內繁殖，必須要依賴果寡糖這種食餌。而果寡糖則含於食物纖維之中。

隨著年齡的增加，腸內的壞菌增加，好菌減少。這時候，必須積極的攝取多糖類的食物纖維或果寡糖，使得好菌增加。必須重新檢討平時的飲食生活，這對於防止老化，創造健康的身體十分重要。

不只是便秘，一旦在腸內環境惡化時，肌膚會變得粗糙或長腫包等。這是因為腸內的壞菌增加所致。大麥嫩葉「綠效末」能夠抑制壞菌的繁殖，促進身體健康，對美容也有效果。

● 「綠效末」中豐富的食物纖維能夠調整腸內環境

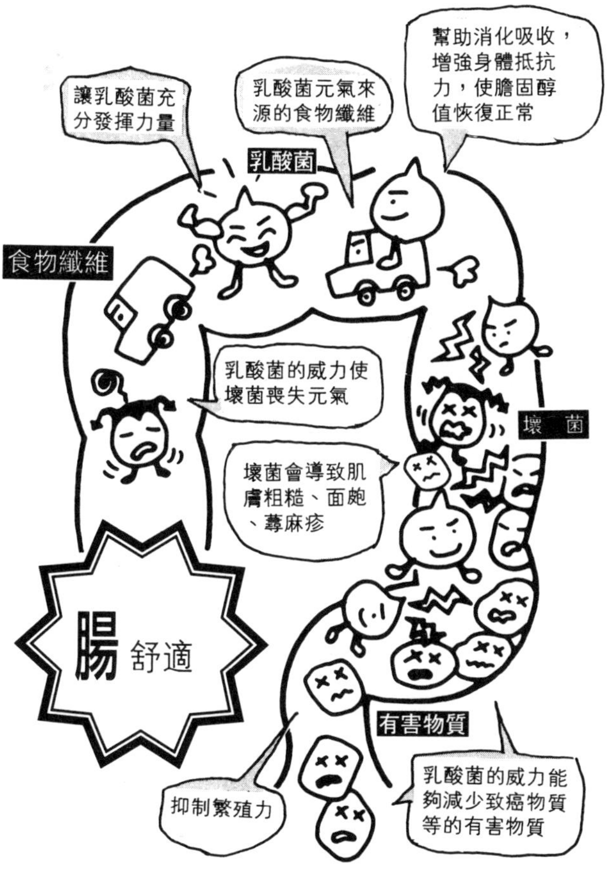
讓乳酸菌充分發揮力量
乳酸菌元氣來源的食物纖維
幫助消化吸收，增強身體抵抗力，使膽固醇值恢復正常
乳酸菌
食物纖維
乳酸菌的威力使壞菌喪失元氣
壞　菌
壞菌會導致肌膚粗糙、面皰、蕁麻疹
腸 舒適
有害物質
抑制繁殖力
乳酸菌的威力能夠減少致癌物質等的有害物質

## ●食物纖維不足！

不過，現代人隨著飲食生活的歐美化，有偏食的傾向。攝取過剩的高脂肪、高蛋白，而食物纖維攝取較少。這是適合壞菌在腸內生存的環境。現在由於缺乏食物纖維而引起的疾病，包括大腸癌、糖尿病、虛血性心臟疾病、膽結石、闌尾炎、腸疝氣、腸息肉、靜脈異常、肥胖、便秘等。不只是成人，連小孩子也出現肥胖、生活習慣病及蛀牙等症狀，這都是缺乏食物纖維所致。

衛生署公佈一天的食物纖維攝取量為二十～二五公克，理由如下。（根據一九九四年第五次改訂「日本人的營養所需量」）

①一九八〇年代的國民一人一天的食物纖維攝取量為十七～二十公克。

②癌症或腸息肉、腸疝氣等的大腸疾病與食物纖維的攝取量有關，這是經由免疫學而得到的證明（健康者的食物纖維攝取量為二十公克，患者的攝取量只有十公克以下）。

●能夠讓肌膚變得美麗的「綠效末」

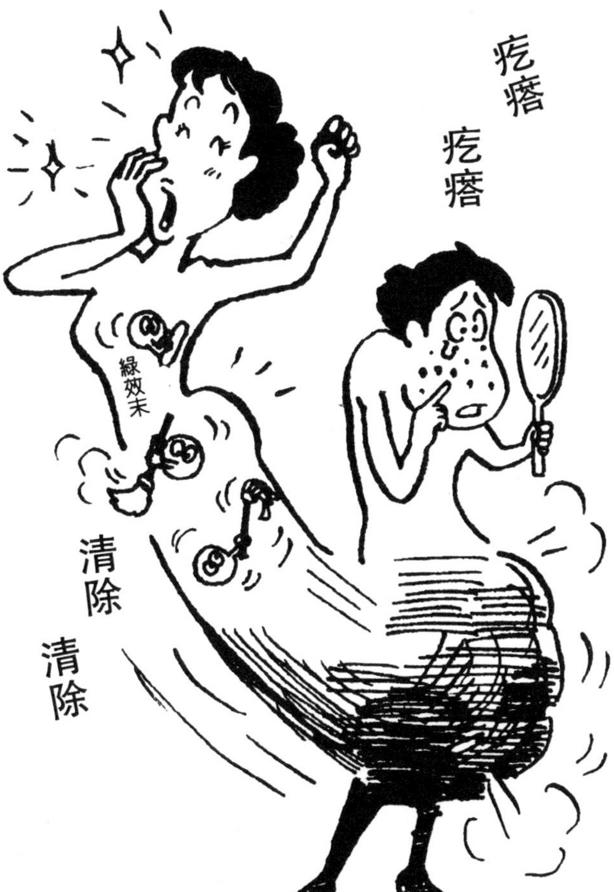

③為預防大腸癌，增加排便量（一天一五〇公克），一天必須攝取二十公克以上的食物纖維。

芋頭、豆類、穀類、蔬菜、水果、海藻、菇類等富含食物纖維。但經過精製後的食品，大都已經喪失食物纖維了。

現在國人的食物纖維攝取量一天平均為十六公克，比衛生署所設定的攝取量二十～二五公克少四～九公克。由於飲食生活的變化而導致食物纖維的缺乏。富含食物纖維的乾香菇大的一朵約含二公克。要根據目標來攝取，似乎不容易。

現在的歐洲人攝取較多的低纖維食品，一週排便三次。從吃下食物至排泄為止，間隔七十二個小時。相形之下，攝取高纖維飲食的亞洲人，排便次數是歐洲人的二倍。到排便為止的時間，約為他們的二分之一。這是一個非常有趣的調查結果。

糞便的形狀和特徵也不一樣，根據報告指出，高纖維食者的糞便較粗大而且軟。

富含食物纖維的大麥嫩葉「綠效末」，能夠有效地改善現代飲食生活的缺點。是否攝取豐富的食物纖維，只要看糞便的通暢與否就能夠了解。一～二天排便一次，便量一五〇公克，硬軟適中，表示腸內的環境調和。

以現代的飲食生活來說，「快便」是無法期待的。但是否就此放棄呢？實際上，只要每天飲用富含食物纖維的大麥嫩葉「綠效末」，就可以達到「快便」的目標。

## ●爲甚麼不能夠肥胖呢？

國人以蔬菜為主的傳統飲食生活，轉變為較油膩的歐美型飲食生活，在前面已經談過了。由於飲食生活的歐美化，因此，疾病也產生歐美化的傾向。

飲食生活的歐美化，其最大問題就是造成肥胖。肥胖是體內脂肪組織的中性脂肪異常或大量積存。

換言之，從飲食等所攝取的熱量和運動所消耗的熱量相比，前者大於後者，結果多餘的熱量成為中性脂肪積存在脂肪組織中，導致肥胖。

肥胖的原因當然是飲食生活歐美化所致。可是，採取相同的飲食，為什麼有的人會胖，有的人卻不會呢？肥胖者的共同點就是飲食快速，一次大量攝食，經常攝取肉類、甜食等零食。

肥胖是由於攝取的熱量高於消耗的熱量所產生的結果。攝取高熱量的飲食，例如，砂糖等含有多量的醣類，以及動物性蛋白質、動物性油脂攝取過量，容易導致肥胖。這些飲食的共通點，就是攝取較少含天然、自然食物纖維的穀類、蔬菜及海藻類。

肥胖除了會引發糖尿病、高脂血症、高尿酸血症之外，還會併發心臟血管的異常、高血壓、肝、膽道疾病、呼吸器官疾病、骨頭和關節等的疾病。同時，肥胖會使得原有的症狀變得更加嚴重。

然而，大麥嫩葉的「綠效末」能夠補充食物纖維的不足。保護身體免於罹患肥胖所引起的疾病，所以，在此建議各位每天飲用大麥嫩葉的「綠效末」。

## ●「綠效末」能夠防止肥胖

肥胖者的共通點就是食物纖維的攝取量不足。為甚麼食物纖維能夠防止肥胖呢？

●引發各種疾病關鍵的肥胖，你自己是否有問題？

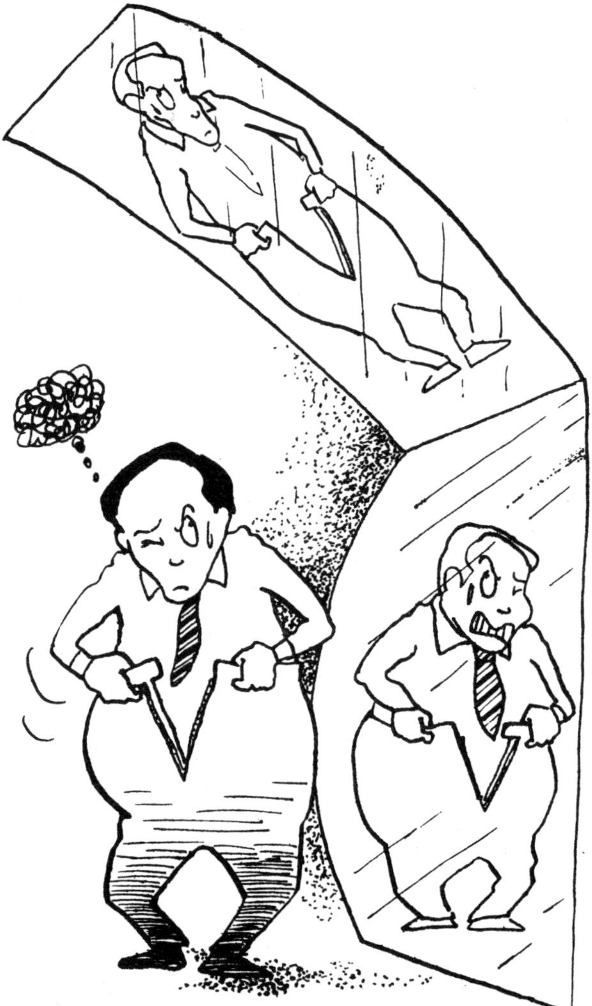

食物纖維含量較多者包括乾香菇、牛蒡、羊栖菜。但由於纖維質之故，所以一次無法大量攝取，必須仔細咀嚼才能夠吞嚥。

總之，肥胖者往往吃得很快，而攝取食物纖維含量豐富的食品，則有助於防止飲食過度。而且唾液的分泌量旺盛，經過仔細的咀嚼，牙齦也會變得堅固，能夠預防蛀牙。

食物纖維具有不容易消化的性質，在胃中停滯的時間較長。一旦胃中充滿著食物，就能夠促進胃液的分泌，持續保持滿腹感。此外，食物纖維本身不容易成為熱量源，所以不必擔心吃得太多會造成熱量過剩。

不過，食物纖維在消化器官中無法消化，並不代表其不會產生熱量。實際上，在大腸藉由腸內細菌的分解，會產生些許的熱量。

只是這種熱量不會合成脂肪，是屬於低熱量，也是容易得到滿腹感的食物。

由於食物經過胃、小腸的時間增加，而食物中所含的糖、脂肪的吸收變得緩慢，加上食物纖維不溶於水，所以在胃、小腸處會膨脹數倍，讓人產生滿腹感。

富含食物纖維的大麥嫩葉的「綠效末」，不只能夠預防便秘和肥胖，而且對於生活習慣病等各種疾病也能夠產生效用。以下具體介紹其效果。

## ●預防大腸癌的「綠效末」

國人飲食生活的歐美化，導致大腸癌的罹患率劇增。如同第2章所述，由於經常攝取低纖維、高蛋白、高脂質的飲食，導致腸內食物通過的時間增加，未消化物停滯在腸內。一旦致癌性物質接觸到腸黏膜時，就容易引起大腸癌。

就醫學上的觀點來看，高纖維食預防大腸癌的效果如下。

①藉著增加糞便量來稀釋致癌物質。

②藉著縮短食物在腸內的通過時間，減少致癌物質接觸大腸黏膜的時間。

③化學物質吸著作用。

④大腸內pH值降低。

⑤腸內細菌叢的變化。

⑥低級脂肪酸（尤其是酪酸）的生成，能夠產生大腸黏膜防禦作用。

⑦抑制糞便中變異誘發物質的活性。

以上的這些效果，經由許多研究實驗加以證實，受到醫學界的認同。

前面提及，食物纖維包括不溶性和水溶性兩種。能夠發揮抑制大腸癌作用的是纖維素、半纖維素、木質素等的不溶性食物纖維。而大麥嫩葉的「綠效末」所含的是不溶性的食物纖維。預防大腸癌最好的方法，就是每天飲用「綠效末」。

## ●預防疝氣的「綠效末」

我們在烤餅的時候，餅會膨脹，腸壁較脆弱的黏膜層發生疝氣時，也會促進這種膨脹症狀，這就是大腸疝氣，一般也稱為腸憩室。

出現這種情形時，通常沒有任何症狀，有時候會出現便秘、下痢、腹部膨脹、出血等。若置之不理，會引起發炎，導致腸穿孔。

進入本世紀之後，大腸憩室的罹患率逐漸增加，在歐美六十歲以上四人中有一人，八十五歲以上十人中有六．五人罹患。我國在一六五年代後期開始急增，近年來，六十歲以上五人中就有一人罹患。

原因和大腸癌相同，與低纖維飲食有關，導致大腸的機能異常。經常攝取低纖維飲食，則未消化物會停滯在腸內，使得大腸內徑縮小，腸管內的壓力上升，這時大腸黏膜較脆弱的部分就會膨脹。

原本為了預防大腸憩室，會採用低纖維飲食。然而憩室（即膨脹的部分）一旦有食物殘渣堆積，就會引起發炎症狀。

之後，經由許多實驗證明，低纖維飲食是導致大腸憩室的原因，而認為高纖維飲食可以避免便秘。根據實驗證明，不溶性食物纖維比水溶性食物纖維更加具有效果。這就是大麥嫩葉的「綠效末」，對於預防大腸憩室有效的理由。

## ●預防過敏性大腸炎的「綠效末」

沒有特定的原因，出現便秘、下痢等的排便異常。主要症狀是腹痛、腹部膨。根據症狀可分為以下三型。

不安定型……強烈的腹痛，雖然有便意卻排不出來，即使排出，也是類似山羊糞便般的顆粒硬便。

慢性下痢型……和飲食種類或量無關，一天排便二～四次。長期以來有下痢的問題。

分泌型……強烈腹痛，便中混雜大量的黏液。

不管是哪一種類型，即使進行X光檢查、內視鏡檢查或生化檢查，都沒有發現病變的問題。過敏性大腸炎往往進行腸疾病的檢查，發現完全沒有問題之後才開始下診斷。這是一種不可思議的疾病。

現在認為這是各種精神壓力或精神負擔而造成的疾病，因此，採用精神療法或進行生活指導來加以治療，並且積極地採取高纖維飲食，改善排便，使腸管運動恢復正常，廣泛地進行飲食療法。

然而大麥嫩葉的「綠效末」，對於過敏性大腸炎具有極大的效果。

## ●預防膽囊炎、膽結石的「綠效末」

一般認為膽囊炎和膽結石是一體的。膽囊炎患者容易出現膽結石；而出現膽結石的人容易罹患膽囊炎。膽結石和膽囊炎合併出現的機率非常高。

膽結石的發生與年齡、人種、職業、風土、飲食等有關。飲食不規律的人容易罹患膽結石。

近年來，因為膽結石引發膽囊癌的情況，以五十歲以上的女性較多見。一旦罹患膽結石或發作一次之後，最好動手術摘除。

膽結石發作時非常痛苦，一旦吃到油膩的食物時，痛苦倍增。如果是較輕微的疼痛，五～十分鐘之後，會慢慢淡化。但有時會持續疼痛好幾天，甚至發高燒到四十度以上。高燒不退，腹部緊繃。疼痛時，會讓人擔心是不是肝臟潰瘍。

膽結石依照其成分分為膽固醇系和膽紅素系。在我國明顯增加的是膽固醇系的膽結石。

膽囊炎和膽結石如同肥胖、糖尿病、冠狀動脈硬化症、大腸憩室等疾病一般，是屬於先進國家較容易罹患的疾病之一，主要原因在於飲食生活的歐美化。換言之，攝取高膽固醇、脂肪較多、砂糖等精製醣質較多，以及低纖維飲食等是主要的原因。亦即和動脈硬化症一樣，擁有共通的飲食習慣。食物纖維對於膽固醇、膽汁酸的代謝以及膽結石的形成，具有抑制的作用。

富含食物纖維的大麥嫩葉的「綠效末」，能夠在腸內和膽固醇結合、吸收，促進膽汁酸的排泄，降低血液中的膽固醇量，防止膽結石、膽囊炎的發生。換言之，「綠效末」對於膽結石、膽囊炎有卓效。

## ●預防糖尿病的「綠效末」

糖尿病會使得身體無力，容易疲倦、口渴。喝了水之後，經常排尿，而且尿量多。其特徵為經常出現空腹感，手腳麻痺，眼睛模糊等症狀。孩童罹患糖尿病時會非常的疲累，放學回家後，倒頭就想要休息，甚至出現腹痛的情形。

出現高血糖或尿糖，會導致胰島素的缺乏。不只是醣類，蛋白質、脂質的代謝也會引起異常。

除了遺傳性的要因之外，肥胖、壓力等也是導致糖尿病的要因，而飲食生活的影響更大。

在歐美，對於糖尿病的飲食療法進行食物纖維的臨床研究。其中最具代表性的就是一九七七年哈巴博士的報告。報告中提到，食物纖維和碳水化合物一併攝取，能夠防止血糖值上升。

讓三組實驗對象攝取碳水化合物六〇公克，第一組吃生蘋果，第二組吃磨碎的蘋果，第三組攝取蘋果汁，之後再測定他們的滿腹感、血糖值、血清胰島素值。

結果，第一組的滿腹感保持領先，血糖值在三十分鐘後稍微上升，一小時以後恢復原先的數值。

第三組回升的時間比第一組早。血清胰島素值方面，第三組比第一組約高出二倍，而第二組的滿腹感、血糖值、血清胰島素值則介乎第一組和第三組之間。

我想大家都已經非常清楚了，含食物纖維最多的是生蘋果，磨碎以後就已經減少，而蘋果汁中完全不含食物纖維。

很明顯地，食物纖維對於糖的代謝產生很大的影響。

為甚麼食物纖維能夠抑制血糖值呢？

①能夠延緩會被迅速消化吸收，而使得血糖迅速上升的醣類從胃移到十二指腸的時間。

②能夠阻礙在小腸中對於醣類的消化吸收，延緩血糖的上升。

所以，對於一旦罹患就難以治癒的糖尿病而言，大麥嫩葉的「綠效末」非常有效。

## ●糖尿病的飲食限制

糖尿病的治療首先要採取食物療法。限制一天的總熱量，設定醣類的量。麵包、米飯等都含有醣類，需要加以控制，並嚴格限制砂糖的攝取量。

砂糖在腸內經由酵素而進行分解，成為葡萄糖和果糖。砂糖一旦被分解，會使得血糖值急遽上升。如果胰島素來不及抑制，就會出現糖尿病。

米、麵包的澱粉質分解較慢，要使血糖值上升，需要花一點時間，只要攝取量不多，應該沒有問題。而能夠發揮延緩分解作用的物質，就是食物纖維。

砂糖被分解後會產生葡萄糖，這時，若細胞內有胰島素，就會予以攫取。而果糖則會進入肝臟細胞，轉換成肝糖或合成脂肪。結果就會引發高脂血症。高脂血症是導致肥胖和動脈硬化的原因，尤其是糖尿病的危險訊號。

糖尿病患者的砂糖攝取量，規定為一天六公克（正常人是在三十公克以內）。

砂糖除了使用在調理上之外，也加入麵包等食品中。直接攝取加入砂糖的紅茶、咖啡以及果汁、餅乾、糖果等，都是禁忌。

## ●「綠效末」能夠治療糖尿病

經由研究可以了解，食物纖維能夠降低血糖值。而美國糖尿病學會也建議要攝取富含食物纖維的飲食來預防並治療糖尿病。一天的食物纖維攝取量為二十～三十五公克。國人一般的攝取量為二十～二十五公克。由於美國人比我國國人攝取更多的肉類，因此，需要攝取更多的食物纖維。

以麵包為主食的歐美，認為「一片白麵包可以品嚐其美味，可是一片黑麵包能夠吃出健康來」。目前，很多人改吃五分精白的米或糙米，然而，攝取含食物纖維較多的麥飯，也能夠降低糖尿病的發生率。

不過，光是如此並無法充分攝取到必要的食物纖維量。副食中富含食物纖維的食物包括芋類、豆類、蔬菜、菇類等，必須要積極的攝取。攝取纖維較多的飲食，不只能夠預防糖尿病，也能夠預防糖尿病的併發症，發揮療效。

罹患糖尿病這種難治之病時，有各種的治療法，首先要進行食物療法。採取食物療法時，壓力非常大，要確實遵守並不容易。

被當作胰島素非依存型的糖尿病治療藥α—糖苷酶遮斷藥，能夠延緩腸管內醣類的消化、吸收，抑制血糖值的上升。

這和食物纖維的作用完全相同。這種藥是在放線菌的培養液中發現，而被開發出來的新藥。然而，每天飲用富含食物纖維的大麥嫩葉的「綠效末」，就不需要服用這種藥物了。

## ●預防癌症、生活習慣病的「綠效末」

生活習慣病包括高血壓、糖尿病等，以及因為這些疾病而引起的狹心症、心肌梗塞等的冠狀動脈疾病，還有腦溢血或腦梗塞等的腦血管障礙，以及癌症等的總稱。

從青年到中年較多見的是「成人病」。但實際上不只是成人，一些年輕人和老年人也會罹患這些疾病。主要原因來自飲食生活等的生活習慣。

關於癌症，根據免疫學的分析效果，百分之八十是源自於個人的生活習慣。而其中的百分之三十五是飲食，百分之三十是吸菸，這些都是導致癌症的原因。

食物中含有極微量的致癌物質，要完全去除是不可能的。其中致癌性的亞硝基胺是無致癌性的二級胺和亞硝酸在胃中接收到酸而自然形成的。二級胺和亞硝酸是天然食物中所含的自然物質。硝酸經由口內的細菌會轉變為亞硝酸。從這一點來看，要抑制致癌性物質是不可能的。亞硝基胺能夠藉由維他命C而阻礙其生成，並藉由食物纖維而從體內迅速排出。

從動物實驗中，可以知道雁來紅（食用紅色2號）色素是會阻礙老鼠成長的致癌性物質。

另外，以前被當作甘味料的糖精等，確實能夠藉由不溶性食物纖維而完全抑制。很明顯地，在人體體內也能夠藉由食物纖維來防禦食品中的毒性物質。

食物纖維對於高血壓、動脈硬化等的作用和構造，在第1章中已經說明過了。對於動脈硬化而言，食物纖維能夠抑制膽固醇的吸收，使膽汁酸排出體外，預防動脈硬化。

高血壓的原因之一是食品中的氯，然而食物纖維能夠吸收氯而將其排出體外，發揮重要的作用。

健康的身體要靠均衡的飲食來維持。在此我們是主張多攝取食物纖維，但是，不要認為「只要吃食物纖維就夠了」，否則會過度極端偏頗於某項營養素，對於健康百害而無一利。

除了富含食物纖維之外，也均衡地含有其他營養素蛋白質、維他命、礦物質等的大麥嫩葉「綠效末」，能夠展現各種優異的成果。

無論如何，現代人務必要正確的攝取三餐，補充缺乏的營養素，才能夠創造健康的身體。

# 第5章

# 防護身體避免食料污染、環境荷爾蒙的污染

## ●身邊充滿著危險

飲食不當的生活會損害我們的健康。的確，不均衡的飲食生活對人體會造成不良的影響，引發各種疾病。因此，有必要檢討自己的飲食內容，求取營養均衡，才能夠維持健康。

不過，在我們的周邊充斥著各種危害人體健康的要素。

人類的身體是高度精密組合的生命體。雖然周邊充滿著各種的危險和障礙，但是其所具備的生命力能夠適度的加以抵抗。然而，一旦超過這種限度，就會喪失自然治癒力，因此而生病。

只是這種安全和危險的分界線並不明確，有時是用肉眼無法直接判斷的。而這種隔岸觀火、事不關己的作法是很危險的。

公害、環境的污染就是這樣最好的例子。公害曾經一度造成騷動，但是，最近幾乎不被談起。或許你認為都市氣喘、砷中毒症和自己無關……。可是最近不斷被報導的戴奧辛公害，你是否也認為和自己無關呢？

我們生活所在的大氣、河川、湖泊、海岸、土壤等的環境中，存在著許多化學物質，並且經由循環而積存在動物、植物之中。人類攝取這些動物、植物的魚貝類、肉類、農作物、乳製品等，使得人體健康在不知不覺中受到損害。

那麼，要如何保護身體避免受到這些有害物質的傷害呢？建議各位嘗試大麥嫩葉「綠效末」的效果。

## ●空氣污染

我們透過呼吸，將清新空氣中的氧攝入體內，身體才能夠活動。而氧和能量被消耗掉，變成二氧化碳等排出體外。成人一天約攝入十$m^3$的空氣，並消耗掉〇・五$m^3$的氧。

不只是人類，幾乎所有的動物、植物、生物都必須要藉著空氣才能夠生存。雖然我國也制定了「大氣污染防制法」以監測空氣的污染，並訂立硫氧化物、氮氧化物、汽車排氣規制、光化學大氣污染、浮游粒子狀物質、臭氧層保護等各種對策，但是，各種基準值和歐美各國相比，似乎太過籠統，實際上可以說是配合產業界的方便而制定的。

請看以下各種狀況。

①硫氧化物……主要是燃燒石油、煤等化學石油燃料所產生的。硫經過燃燒會形成二氧化硫，經由紫外線而氧化成三氧化硫。會刺激人體的呼吸器官，導致呼吸困難、氣喘、支氣管炎等。此外，也會導致植物的枯死。

②氮氧化物……鍋爐、煤氣渦輪機、柴油火車、汽車等的排氣氧化所產生的。在倫敦或巴黎，大型卡車被限制進入市中心，並設立限制轎車上班的規制等。在日本也曾經一度出現車輛減少的情況，但數年後又開始出現上升的情形。這些車子排放的廢氣會造成人體呼吸器官產生障礙。另外，和大氣中紫外線有關的氧化劑的產生，也成為光化學朦朧的原因。

③浮游粒子狀物質……是指十微米（一微米是一㎜的千分之一）以下的微細粒子。柴油火車所排出的微粒子，被認為是具有致癌性的環狀碳化氫等。此外，工廠的煤煙、道路的粉塵等，也是氣喘等疾病的原因。

④臭氧層的保護……冰箱、噴霧劑等的使用，導致二氯二氟甲烷氣體破壞臭氧層。現在二氯二氟甲烷氣體的製造已被禁止。大氣中的二氯二氟甲烷的氣體因為太

陽光線的分解而減至半量，必須花上七十年的時間。臭氧層能夠百分九十九的吸收從太陽到地球的有害短波紫外線。短波紫外線一旦增加，容易引起皮膚癌、白內障，並減少穀物的收成。我國上空的臭氧層已經減少百分之五。和十年前相比，短波紫外線的量增加至一・五倍。

根據美國馬里蘭大學的實驗，發覺臭氧層已經被破壞百分之十，而禾本科作物的收成量也減少百分之二十以上，大豆減少百分之二十五以上。種子的蛋白質和脂肪量也都減少了。

## ●空中降下的雨也是問題！

大家都聽過酸雨。大氣中所排出的煙中的硫氧化物，以及汽車排放廢氣中的氮氧化物，經由化學變化變成硫酸鹽或是硝酸鹽，融入雨中降落到地面就是酸雨。

我國一年的降雨量中，有百分之八十～百分之九十都是pH值五以下酸性較強的酸雨。pH值七為中性，例如，檸檬汁的pH值為二，而在一九八七年的鹿兒島（pH值二・四五）、一九八四年的筑波山（pH值二・五）中，觀測到與檸檬汁酸性相同的酸雨。

除了酸雨之外，還有酸雪和酸霧。酸雪在春天溶解時，會使河川和水池的pH值突然降低（酸性提高）。而酸霧則大都融入地表附近的污染物質，不僅pH降低，同時附著在植物上的時間較長，會造成強大的影響。

酸雨在歐洲稱為「綠色黑死病」，在中國稱為「空中鬼」，會導致森林和湖泊極大的損失。此外，會阻礙植物的生長，破壞土地中的成分。

在歐洲、美國東北部、中國等地，森林損害所造成的影響很大。西德百分之五十六、荷蘭百分之四十、瑞士百分之三十三的森林面積受損。中國的重慶、貴陽、廣州農產物年間造成六十四萬公頃、二十多億元的損害。

根據日本環境廳的調查，日本關東地方的森林也造成了損害，不過目前沒有歐洲那麼嚴重。然而，有不少的專家指出，在不久的將來，可能會突然對農作物造成不良影響。

對於大氣中的污染，我們無計可施。但是，對於必須要呼吸空氣，同時享受自然恩惠的農作物的我們而言，難道真的沒有有效的防禦法嗎？

在此注意到的，就是大麥嫩葉中所含有的食物纖維。食物纖維能夠排除我們在不知不覺中吸入體內的有害物質，每天服用大麥嫩葉「綠效末」，就能夠防禦大氣中的污染。

## ●地球溫暖化與溫室效應

地球大氣的平均溫度，會因為大氣中含量只有百分之〇・〇三的水蒸氣與二氧化碳、甲烷、臭氧等微量氣體的量而產生變化。這些微量氣體稱為溫室效應氣體，若沒有這些氣體，則地球表面的溫度會降到零下十八度。此外，溫室效應氣體較多的金星，其地表溫度高達四七七度。

但是，進入本世紀之後，大量的煤以及石油等石化燃料被當成能源而加以利用，造成了森林破壞，大氣中的二氧化碳濃度也持續增加。

每年的二氧化碳增加百分之〇・五，甲烷增加百分之〇・九，二氯二氟甲烷氣體增加了百分之四。若再這樣下去，到了二十一世紀中期，二氧化碳的濃度會變成產業革命前的二倍。

根據日本氣象廳氣象研究所的估計，到那個時候，地球的地表平均溫度會比現在上升一・六度。也許你會認為只是一・六度，不會造成什麼影響，但是，還有各種不良影響在等待著呢！

因為氣溫的上升，使得海水膨脹，山岳冰河或南極、北極的冰床溶解，使海上升。事實上，現在海面已經開始上升了，過去一百年內上升了將近約十公分，到了二〇三〇年時，可能會比現在上升十八公分。

日本環境廳認為，地球溫暖化對日本造成的影響如下：

①溫暖化雖然使降雨量上升了約百分之十，但是蒸發量也相對的增加，因此容易引起集中豪雨或是枯水等。

②湖沼的水溫增高，造成富營養化。河川下游由於海水侵入，使得鹽分濃度上升。

③對於稻子的生長造成影響。例如，日本西部現在品種的收穫量降低，而東北地方則因為沒有冷害，收穫量上升。

④亞熱帶或是熱帶的疾病、害蟲、雜草會侵入。

⑤將近一半的山毛櫸林會消滅，變成小枹樹林。

⑥以暖水性植物浮游生物為餌食的鯖魚、秋刀魚會增加，但是，以冷水性海藻

為餌食的蠑螺和海膽會減少。

⑦海面水位上升，會失去現在沙灘的百分之九十。

會出現包括以上種種的問題。雖然地球溫暖化只是一些肉眼看不到的危機，因此我們無法產生現實感，但是，它的確正在慢慢的接近我們當中。

## ●即使是水也無法安心

我們的身體有百分之六十～百分之七十是水。如果只攝取水而不攝取其他物質，也能夠生存一週以上。所以，對我們人類而言，不，應該說是對所有的生物而言，水是生命的泉源。我們一天平均喝二～三公升的水，但是，現在水也面臨了危機。

有很多人說飲用水非常難喝，其理由有以下三點。

成為原水的湖水或河川，由於富營養化，導致植物性浮游生物增殖而造成臭味。此外，對於污染的原水會使用大量的氯來消毒。自來水的使用量增加，必須利用藥品進行急速處理。

但是，氯與原水中所含的有機物質產生化學反應，製造出具有致癌性的總三鹵甲烷，成為嚴重的問題。

由於原水直接受到工業廢水或是農藥等化學物質的污染，因而產生了三氯乙烯或四氯乙烯等具有強烈致癌性的物質。

自來水很難喝，因此，現在礦泉水和家庭用淨水器非常普及。但是，家庭用淨水器大多使用活性碳，使用到一定的時間之後，活性碳的活性衰退，因衛生狀況的不同，可能會產生黴菌，成為細菌的溫床。

大廈或學校、辦公大樓、商業大樓等的用水，是先經由公共水道暫時儲存在地下的儲水槽，然後再利用打水幫浦，將水抽到屋頂上的儲水塔之後，再配水到各戶。地下的儲水槽可能流入了附近地下水槽的污水，而地上的水塔則可能有蟲的屍體或是黴菌滋生，衛生狀況的確是很大的問題。

現在要直接喝自來水——在以前，任何人做這件事情都沒有問題——但是，現在還是不要這麼做比較好。

每天每天喝水時，都要考慮「這是安全的水嗎」，甚至怕得不敢喝。小心一點當然是沒錯，對於進入體內的水一定要多考慮。

食物纖維能夠將與水一起攝取到體內的有害物質排出。大麥嫩葉「綠效末」中含有很多食物纖維，每天常用，就能夠保護我們免於混入水中的不純物或有害物質所造成的傷害。

## ●充滿藥物的農地

日本一戶農家平均要耕種一・一公頃的田地或田園，而美國則是一百八十三公頃，所以日本的耕地非常狹窄。但是，在這麼狹窄的耕地上，卻能夠有很高的生產量，這就是日本的農業。

不論是二期作或是一年雙收，同樣的土地在夏天和冬天各自種植不同的作物，能夠有效的加以活用。也就是說，土地本身會非常疲累。

因此，農藥或肥料的給予方式與其他各國相比，顯得特別多。十公畝的農地所灑的氮肥在日本為一三・七公斤，比世界平均的五公斤多了二・七倍。

像這樣作物中殘留化學物質，或是滲入土壤中污染水等問題都會出現。

光使用化學物質的農法，會使得大自然所具有的地力衰退，使得病原菌或是害蟲增加。因此，為了驅除病原菌或是害蟲而使用農藥。

但是，一旦對農藥產生抵抗力，病蟲害又發生時，這時就要使用更強烈的農藥了。

由於噴灑農藥，使得昆蟲和小鳥的生息分布改變，河川中的魚和泥鰍死亡。與這些生物一樣，人類當然也會受到害處。對於人類的毒性，首先就是直接灑農藥的農家，會出現農藥中毒的現象。

現在，農家每四人中有一人會出現急性中毒或是皮膚障礙、肝功能障礙等問題，而且數目確實在增加中。

昔日將近三十年的時間，當成水田除草劑的氯硝基苯酚農藥，因為疑似具有致癌性，所以在一九九四年中止使用。

著名的米鄉越後平原，膽囊癌的死亡率為日本全國第一，據說就是因為這種農藥滲入自來水中造成的。

如果食用了殘留農藥或是化學肥料的蔬菜，但是，每天服用大麥嫩葉「綠效末」，就能夠保護自身免於這些農藥的傷害。

## ●蔬菜不好吃了！

由農藥或是化學肥料製造出來的農作物，殘留的農藥是一大問題。對於毒性較強的農藥制定了一定的殘留基準，一旦超過基準的農作物就不能夠出貨。

但是，我們無法調查市場上全部的商品，所以，我們吃下去的農作物不見得就是在基準以下。

根據日本東京都衛生研究所的調查，市售的西洋芹二十九個樣本中，有百分之八十六發現了農藥，而且有百分之七十二同時使用了二種以上的農藥。其中更發現了疑似具有致癌性或促畸形性的農作物，而且也發現了殺蟲劑或殺菌劑。此外，也發現了超過殘留基準的農藥。

關於荷蘭芹七個樣本中，有四個樣本發現了殺蟲劑，另三個樣本中除了發現殺菌劑外，也有超過殘留基準的農藥。

有利用家庭菜園等栽培荷蘭芹經驗的人，就可以了解，荷蘭芹不容易有蟲附著，比較能夠抵抗疾病，是容易栽培的作物。但是，荷蘭芹竟然也成了農藥漬菜。

對於小黃瓜或是番茄、蘋果、高麗菜、草莓、菠菜、茄子、青椒等各種蔬菜，都制定了農藥殘留的基準。但這就好像是說，即使使用農藥也無妨。

以前只有在夏天才會出現在店頭的茄子、番茄、小黃瓜，現在冬天也吃得到了。一整年都可以買到各種蔬菜，這都是拜促成栽培（人工加速栽培）或是溫室栽培之賜。但是這些農作物顏色較淺，而且味道和香氣也較差。

與這些促成栽培製造出來的蔬菜相比，在自然條件下生長的露天蔬菜，其葉子的顏色較深，而且味道和香氣也較強，當然，其中所含的營養成分也會造成很大的差距。

實際上，農家自家用的蔬菜是自然栽培的蔬菜。

農藥因化學成分的不同，可分為有機氯系與有機磷系等農藥。有機氯系的農藥很難進行化學分解，而且是脂溶性的，會蓄積在體內脂肪的部分，很難排出。

在一九七一年禁止使用的ＤＤＴ和ＢＨＣ，現在還可以在一些農作物中檢測出來，就是因為這些農藥殘留在土壤中，被作物吸收而造成的。

我們無法用肉眼確認成為農藥漬菜的蔬菜，這一點非常麻煩。而吸收到體內，在儲存到脂肪部分之前，一定要將其排出才行。

大麥嫩葉「綠效末」中所含的食物纖維，能夠在腸內吸附有害物質並將其排出體外。因此，要保護自身免於肉眼看不到的殘留農藥等傷害的做法，就是要飲用大麥嫩葉「綠效末」。

## ●魚或肉也很危險

關於當成牛或豬的飼料的牧草或是飼料本身，受到農藥的污染，而關於天然的魚方面，則水質本身受到污染。

此外，與灑在農作物上的農藥一樣，關於牛或豬的飼養以及魚的養殖，會使用抗生素等抗菌劑或荷爾蒙劑。目的在於預防疾病或是使其早點變大、變壯，或是使肉質柔軟等。

此外，不只是牛肉或豬肉，兔子或是蝦等養殖物的大量進口，當然也會使用藥劑，因而出現藥劑殘留的問題。

當初，日本絕對不會讓這些藥劑或是抗生素殘留在食肉或魚肉中，但是出口國美國和歐洲各國，卻強力要求廢除這個基準。於是，在一九九五年設定了土黴素等抗生素以及荷爾蒙劑等殘留基準值，優先考慮的不是安全性，而是出口國方面的市場原理。

如果持續攝取殘留抗生素等物質的食肉或魚肉，會變成什麼樣的情況呢？在美國就曾經發生過這樣的事件。

有親子在吃了漢堡之後出現食物中毒的現象，雖然醫院投予抗生素，但是卻完全無效。引起食物中毒的病原菌是牛體內的抗生素，因此，這些抗生素早就已經具備了對抗藥物的抵抗性。

抗生素也會引起各種的過敏症。對去勢的牛投予女性荷爾蒙，但是女性吃了之後，卻出現了乳房膨脹等副性徵。

現在日本的糧食自給率降低，不進口食品無法維持飲食生活。在餐桌上不可或缺的醬油或味噌、豆腐的原料大豆等，百分之九十八都是由美國和中國進口。因此，要擔心農藥的問題，然而這一方面的實態卻愈來愈不了解了。

此外，收成後的保存劑也造成了很大的問題。因為要花很長的時間運送到日本，為了能夠忍耐氣候以及氣溫的變化、較長的時間，而使用防腐劑、防霉劑、燻蒸劑等，我們就是在不明瞭的狀況下吃進了這些食物。

這些也和殘留農藥的蔬菜一樣，使用大麥嫩葉「綠效末」能夠發揮極大的效果。

## ●不能安心的食品添加物

食品添加物包括化學合成製造出來的保存料，或是防霉劑、殺菌劑、漂白劑、發色劑、著色料、抗氧化劑等多項。當成甘味料使用的糖精，以及當成防腐劑使用的AF－2、溴酸鉀、過氧化氫、BHA等看似安全的物質，但是在知道其具有致癌性之後，就成為禁止使用的食品添加物。

但是在此之前，我們把它當成安全的物質，吃進肚子裡。

即使是現在當成火腿或香腸的發色劑使用的亞硝酸鈉，以及福神漬菜或是果凍著色料所使用的焦油色素，或是葡萄柚或檸檬等的防霉劑TBZ，也被認為具有致癌性和促畸形性。目前可以使用的食品添加物只有三百五十種。

有些消費者對於化學合成的食品添加物感到不安，因此，現在成為主流的是天然的添加物。由植物或動物抽出的成分，安全性的資料較少。像「無花果色素」或是「海藻纖維素」「葡萄果皮色素」「焦糖色素」等，目前有一千零五十一種，而在營業額方面，天然添加物比人工添加物多了二倍以上。

不管是人工也好，天然也好，少量的使用添加物都沒有問題，但是，一旦大量攝取或是添加物之間的相輔相成作用，就會造成影響。

例如，點心或是清涼飲料的合成著色料所使用的紅色二號，經由動物實驗確認具有致癌性，但是，日本厚生省卻認為實驗不周全，因此現在仍然允許使用。在此附帶一提，美國和俄羅斯現在已經禁止使用這種色素。

此外，不使用人工保存料，而使用大量的鹽或砂糖的鹽漬菜或砂糖煮的食品等也不少。但是，鹽分和砂糖攝取過剩會對身體造成什麼樣的影響，在此不用我說明，我想大家都知道。

要保護自身免於這些食品添加物或保存料的傷害，使用大麥嫩葉「綠效末」效果非常好。此外，「綠效末」並不含有任何的添加物或保存料，而且是無農藥栽培的天然大麥嫩葉所製造出來的。「綠效末」對於嬰兒和老年人都非常有效，是任何人都能夠飲用的自然食品。

## ●不知不覺中吃進環境荷爾蒙

環境荷爾蒙是指進入生物體內，會紊亂內分泌系統，形成生殖障礙，對於健康和生態系造成不良影響的環境中的化學物質。

日本環境廳在一九九七年提出的報告書中，指出戴奧辛或PCB等大約七十種化學物質，都是環境荷爾蒙。但是，我們人類製造出來的化學物質有一千萬種以上，其中與生活有關的就將近十萬種。而這些化學物質是否全都具有環境荷爾蒙的作用，沒有辦法一一加以檢查。

環境荷爾蒙對人體造成的影響，最常聽到的就是精子數的減少和劣化。除了生殖器異常之外，還有乳癌、卵巢癌、前列腺癌等，同時也有免疫異常或情緒障礙等的毛病出現。

此外，異位性皮膚炎等原因不明的疾病，據說原因也是出在環境荷爾蒙。不過，確實的情況不得而知。

環境荷爾蒙對於成人的影響比較少，可是如果經由幾年、幾十年攝取到體內，當然還是會腐蝕我們的身體。

具備肝臟等代謝機能的成人，較不容易受到微量環境荷爾蒙的影響。但是，對於荷爾蒙調整機能不全的胎兒、懷孕中的女性或是身體器官不發達的幼兒，會造成極大的影響。

學校營養午餐所使用的塑膠製餐具或是日常用品，還有速食品的塑膠容器中，也會溶出化學物質。據說會因此而產生現代的少年犯罪，或者是「立刻就會喪氣的孩子」，不過真實情況不明。

環境荷爾蒙最大的問題，就是超劇毒的戴奧辛。燃燒塑膠類或是垃圾焚化廠以八百度以下的溫度燃燒時的灰燼，或是造紙工廠的氯漂白等所產生的戴奧辛，會排出到環境中污染大氣或水、土壤等，所以會蓄積在農作物或魚、海藻、牛或豬、雞等動物中。

日本攝南大學的宮田秀明教授，到市場去購買一百種平常經常吃的食品，調理之後調查裡面的戴奧辛含量。結果發現魚貝類的污染度最高，其次就是牛乳、乳製品、肉、蛋等。

據說日本人的戴奧辛污染非常嚴重，甚至連母乳中都檢測出戴奧辛。日本一天

●環境荷爾蒙會侵蝕人體的健康，為守護身體，要如何遠離肉眼看不見的「恐怖」

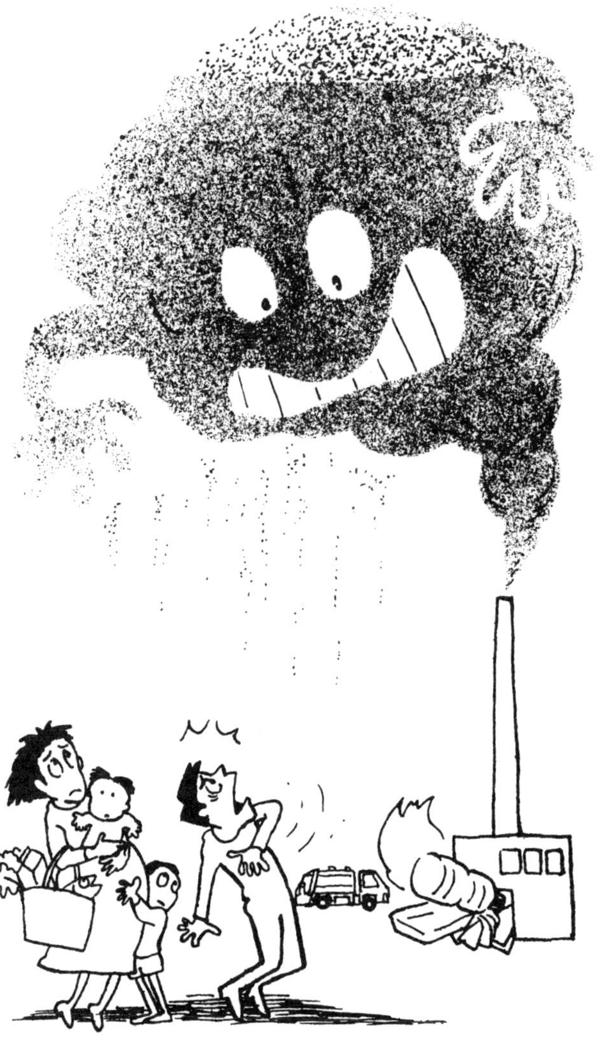

的攝取容許量與外國相比，顯得特別高，約為美國的一百四十倍、義大利的一百倍、北歐諸國的二十倍。

戴奥辛一旦吸收到體內，會蓄積在脂肪組織或肝臟，造成肝臟障礙、肝癌、皮膚或免疫的異常、受孕率降低等許多的毛病。

## ●對於環境毒性有效的「綠效末」

現在我們的生活中的確充斥著有害物質，例如大氣或水、農藥、各種食品添加物、環境荷爾蒙……。正如本章所說明的，肉眼看不到的凶惡犯，圍繞在我們四周，該如何保護自身免於凶惡犯的侵害呢？

不要依賴他人，自己保護自己才是捷徑。即使不會對本身造成直接的影響，但是可能會對子孫造成影響。

擺在餐桌上的蔬菜或水果，儘可能攝取無農藥或自然栽培的食品。但是，現實問題是可能辦不到。

要清除殘留在蔬菜或水果上的農藥，水洗是最好的方法。當然，因農藥的不同，去除的方式也有差異，不過這是基本的方法。用洗劑清洗或清水清洗，去除的效果沒有差異，像菠菜、白菜或草莓等的農藥，用清水洗更有效。

此外，要避免偏食。

戴奧辛等環境荷爾蒙或化學物質，可能會污染所有的食物——魚貝類、乳製品、肉類、蛋、蔬菜等。但是，何種食品受到何種程度的污染，目前尚無法得知。因此，一定要避免集中攝取相同食品的偏食生活，要少量均衡的攝取所有的食品，如此就能夠減少環境荷爾蒙等造成污染的危險性。

但是，即使再怎麼樣的防禦，進入體內的仍然是環境毒性。能夠將戴奧辛或是環境荷爾蒙、農藥、食品添加物等毒性，在體內被分解前就加以吸附，同時將其排出體外的有效物質，現在注意到的就是食物纖維和葉綠素。

在第2章談及過，日本福岡縣保健環境研究所的動物實驗顯示，食物纖維具有極高的解毒效果。

從這一層意義上來看，以進行徹底管理的無農藥栽培的自然農法所培育出來的大麥嫩葉為原料，其所製造出來的青汁完全不含任何添加物，同時含有豐富的食物纖維和葉綠素。此外，更含有其他均衡的礦物質和維他命，因此，大麥嫩葉「綠效末」的確是值得我們信賴的保鑣。

每天攝取「綠效末」——如此才是保護自身免於環境破壞、食料污染、環境荷爾蒙等傷害的最佳手段。

# 第6章

# 能夠防止老化、改善體質，對美容有效

## ●致癌性與變異原物質

目前尚不能完全了解癌的構造，但是可能與變異原物質有關。變異原物質是指會使很多生物細胞產生突變的物質，因此會致癌。

很多的致癌物質都具有變異原性，例如霉毒的黃麴毒素、香煙的煙中所含的苯并芘、環境荷爾蒙的戴奧辛等。

此外，最近很多科學家注意到的，就是如果能夠消除變異原物質的作用，是否就能夠抑制癌症。也就是說，持續研究具有抗變異原作用的物質。

尤其是日本岡山大學的研究，確認葉綠素具有抗變異原作用而引起話題。葉綠素誘導體的平面構造，與具有致癌性的苯并芘或色氨酸化合物等平面構造結合，形成複合體，推測結果能夠抑制變異原性。

也就是說，攝取含有葉綠素的食物，在體內能夠與造成細胞突變癌化的致癌物質結合，因此不會引起突變。

而葉綠素能夠溶解於脂肪中，經由腸管吸收，運送到淋巴液或血液中，因此，對於發生在淋巴液或血液中的癌細胞也能夠產生作用。

關於葉綠素抗變異原作用的研究，目前還在起步階段。不過，不光是醫學界，全世界都對此加倍注意，反覆進行各種實驗。

不只是葉綠素，食物纖維、礦物質和維他命等含量豐富的大麥嫩葉，其中所含的許多酵素也具有使體內有害物質大量分解的無毒化作用。

## ●保護自身免於活性氧之害

我們經由呼吸攝取氧。氧與氫結合會變成水，但是，剩下的百分之二卻會變成活性氧。很多人認為活性氧對身體會造成好的影響，但事實上並非如此。

活性氧不安定，容易引起反應，因此會損傷基因（DNA）或是蛋白質、脂質、細胞膜等，導致老化，成為各種疾病的原因。

根據醫學的調查顯示，活性氧與以下的疾病有關。

### ①老化

老化會出現在皮膚的衰退或鬆弛、身體諸器官機能減退等方面，而活性氧會加速老化，或使其惡化。這些活性氧會攻擊DNA等。

**②心臟或血管的疾病**

活性氧會損傷LDL膽固醇（壞膽固醇）。受到損傷、氧化的膽固醇會使血管因為膽固醇的沉澱物而阻塞，引起動脈硬化。此外，活性氧也會抑制HDL膽固醇（好膽固醇）的量。

**③癌症**

活性氧與肺、胃、皮膚、前列腺、食道、子宮頸部等的癌有密切關係。

**④其他**

眼球晶狀體的透明度降低所引起的白內障，是由活性氧造成的。此外，白血病或風濕、胰臟炎、糖尿病、腸炎、氣喘、腦溢血、消化性潰瘍等，很多疾病也都是由活性氧所引起的。

通常人體具有使活性氧無害的酵素，使其不會傷害身體。但是，從事劇烈運動等吸入大量的氧，這時就無法處理完這些氧所製造出來的活性氧。

為了燃燒多餘的脂肪，就要進行能夠消耗大量氧的有氧運動。但是，太過於激烈的運動，並且長時間持續，會超過酵素的處理能力，而製造出活性氧。

活性氧在我們體內作惡的要因，就是香煙的煙以及紫外線、農藥、殺蟲劑等，還有其他的壓力。

因此，我們實際上的確是背負著非常麻煩的「壞孩子」活性氧。

## ●值得依賴的酵素作用

在我們體內具有使活性氧無毒化的同志，就是過氧化氫酶ＳＯＤ（超氧化歧化酶）、過氧化物酶等酵素。地球上的生物之所以能夠保護自身免於氧之害，就是因為各種酵素的作用。

體內的細胞內會產生一種活性氧超氧，接到這個信號時，會製造出ＳＯＤ。ＳＯＤ除了在體內製造之外，也可以藉由大腸菌等微生物製造。ＳＯＤ能夠使超氧變成過氧化氫。過氧化氫也是一種活性氧，還是有害，這時就輪到過氧化氫酶或是過氧化物酶等酵素發生作用，使其變成水。

在我們體內產生活性氧時，就會產生這種防禦系統。但是如果這個系統無法發揮機能，或是活性氧陸續產生，就會使細胞等受到侵襲，成為疾病的原因。

此外，致癌物質侵入細胞內被代謝時，也會產生活性氧。如果發生在DNA附近，就會造成問題。當DNA受損時，就會產生致癌性。

能夠預防及阻止活性氧發生的，就是先前列舉的SOD或是過氧化氫酶等酵素，還有具有抗氧化作用的維他命E、胡蘿蔔素、維他命C等。

根據加拿大和美國的研究，推薦攝取上記維他命一天攝取量的四～五倍，持續攝取二年，則因為加齡而導致的心臟病或白內障、感染症等，會極端減少。

## ●自然所具有的力量很大

要使得壞孩子活性氧無毒化，使用維他命E或是胡蘿蔔素、維他命C等維他命類，還有SOD、過氧化氫酶、過氧化物酶等酵素，非常有效。根據許多實驗顯示，黃綠色蔬菜中這些物質的含量較豐富，像菠菜或高麗菜、花椰菜、花菜和蘋果、橘子等柑橘類、綠茶、牛蒡和蓮藕中含量較多。

ＳＯＤ和過氧化氫酶不耐熱，因此，煮或是烤蔬菜或水果，無法對活性氧發揮效果。但是，過氧化物酶耐熱。經由自然農法或無農藥栽培製造出來的蔬菜、水果，比起農藥或化學肥料栽培出來的蔬菜、水果，含有較多的過氧化物酶。

此外，剛採收的農作物比採收後經過一段時間的農作物，所含的這類物質更多。在大自然中成長的植物，在其進化過程中就建立了能夠戰勝活性氧的系統，因此才能夠生存到今日。

人類也算是植物。當酵素功能衰退時——也就是說在成熟、老化時，就會失去對抗活性氧的力量。細胞等一旦氧化時就會產生疾病，生命力會衰退。

這時請想到大麥嫩葉的「綠效末」。經由各種動物實驗證明，大麥嫩葉「綠效末」在體內具有提高ＳＯＤ活性的作用，能夠有效的對活性氧發揮作用。

稻科植物的嫩葉含有ＳＯＤ以及過氧化氫酶、過氧化物酶等很多的酵素。採摘大麥嫩葉時，要選擇生長最旺盛，高約二十～三十公分的大麥，這也是擊退活性氧力量最旺盛的時候。

此外，經由無農藥自然農法栽培，剛採收即利用獨特的超微粉碎技術加工，以無添加的方式將其製品化，所以營養成分與新鮮時的狀態相同。

服用大麥嫩葉「綠效末」青汁，能夠保護我們免於活性氧之毒，同時也能夠維持健康、預防癌症等疾病、防止老化。

## ●促進荷爾蒙分泌

在腎臟上有約重八公克的小臟器。這個臟器是副腎，是維持生命所不可或缺的內分泌器官。副腎的皮質細胞會分泌類固醇荷爾蒙，保持體內鈉濃度的正常。此外，也能夠幫助腎臟促進鈉離子的再吸收，同時增加鉀離子的排泄，還有抑制體內發炎症狀的作用。

近年來，雖然原因不明，可能是因為飲食生活或是環境的變化，而導致過敏性疾病增加。

蕁麻疹、氣喘、異位性皮膚炎等的濕疹、風濕等都增加了。這些過敏性的疾病沒有絕對性的治療法，只要注意過敏疾病與體內免疫反應的關聯。

對於這些過敏性疾病，廣泛的使用類固醇劑，能夠產生止癢等的消炎效果。過敏性疾病患者的副腎皮質荷爾蒙，很少正常分泌，來自外界的些許刺激，都會使得生物體產生過剩反應。

副腎皮質荷爾蒙如果正常分泌，在體內就能夠產生防禦反應，抑制各種症狀。也就是說，服用類固醇劑或塗抹類固醇劑，都是由體外補充荷爾蒙的做法。

類固醇劑的確對發炎性的症狀有效，現在被廣泛的使用。發炎症狀不光是皮膚科的發炎，還有胃炎、肝炎、腸炎等。雖然能夠暫時好轉，但是停止使用類固醇劑之後，症狀又會繼續惡化，這是因為副腎本身已經停止製造類固醇荷爾蒙。

因此，無法停止投予類固醇劑。然而，如此只會造成荷爾蒙更不容易分泌出來的惡性循環。此外，過剩投予會使骨骼脆弱，對於淋巴組織也會造成重大影響。

要避免這些狀況，就一定要恢復副腎原有的荷爾蒙分泌力，如此就必須要由體外投與荷爾蒙劑了。

在第2章的葉綠素項目中曾經提過，葉綠素具有抑制發炎的效果。而大麥嫩葉「綠效末」含有豐富礦物質和酵素，能夠對腎臟產生作用，促進荷爾蒙的分泌。大麥嫩葉「綠效末」對異位性皮膚炎有效，就是因為它具有這種藥效。

## ●保護身體免於紫外線的傷害

對於女性而言，最關心的事可說是美容。最近也有許多男性用化妝品上市。不論男女老幼，對於所有的人而言，美容是永遠的課題。

目前成為話題的化妝品，是防止UV的化妝品，也就是保護肌膚免於紫外線傷害的化妝品。

紫外線由太陽發出，穿過地球的大氣層。紫外線波長由長至短依序為紫外線A、紫外線B、紫外線C。波長比紫外線C更短的則是X光與$\gamma$射線。

以往地球上厚達二十公里的臭氧層能夠遮掉波長較短的紫外線，因此，到達地球上的只有紫外線A而已。但是，由於二氯二氟甲烷氣體等，導致臭氧層遭到破壞，於是紫外線B也開始到達地球上。

紫外線B一旦照射在人體身上時，體內就會製造出很多活性氧。斑點和淤青就是體內的脂質氧化所造成的。此外，皮膚會產生惡性腫瘤，而且會損傷DNA，造成致癌物質。

如此一來，不光是美容上的問題，誇大的說，甚至對於地球上生物的生存都會造成影響。

事實上，防UV化妝品的效果並沒有定論。以往與化妝品無緣的男性或兒童，對於紫外線可說是完全處於無防備狀態。如果能夠提高體內可使活性氧無毒化的SOD活性，就更好了。而大麥嫩葉「綠效末」能夠提高體內SOD的活性，保護我們免於紫外線的傷害。

## ●來自外在、內在的美容效果

希望永遠擁有元氣，保持青春——這是人類共通的願望。但是不論是誰，隨著年齡的增長，皮膚都會鬆弛、皺紋增加、膚色發黑。

皮膚的柔軟性或彈性，是由膠原蛋白纖維以及彈力蛋白纖維保持的。皮膚的皺紋或鬆弛，都是因為這些纖維變性而造成的。皮膚形成斑點或發黑，是因為隨著年齡的增長，黑色素的增加而造成的。

我們細胞內側的小粒子膜，含有很多擁有磷脂質的不飽和脂肪酸。不飽和脂肪酸因為活性氧而氧化，成為過氧化脂質，這就是造成皮膚鬆弛或皺紋的構造。能夠抑制活性氧作用的就是SOD。

大麥嫩葉「綠效末」能夠提高體內SOD的活性，因此，「綠效末」對於美容也很好。

此外，含有豐富食物纖維和葉綠素等營養成分的大麥嫩葉「綠效末」，能夠調整腸內環境。長腫包或肌膚乾燥、粉刺等的原因就是便秘，而攝取食物纖維就能夠防止便秘。

不論男女，想要隨時保持青春、有元氣，依賴化妝品或是服裝等，是沒有用的。要得到外在、內在的美，必須要提高體內SOD的活性，才能夠對付活性氧，調整腸內環境。創造一個能夠抵擋疾病的體質，這才是捷徑。因此，每天都要使用大麥嫩葉「綠效末」。

# 第7章

# 利用「綠效末」重拾健康

## ●即使少量使用「綠效末」，效果也超群

由先前的敘述就可以了解到，大麥嫩葉「綠效末」均衡的含有食物纖維以及維他命、礦物質、酵素、葉綠素等。具有這種多品種、高品質有效成分的食品，在以往並沒有看過。

也就是說，就算說它是完全食品也不誇張，而且營養價值極高。

最近這十年來持續掀起青汁旋風，榨黃綠色蔬菜生飲，能夠補充缺乏的蔬菜。但是，蔬菜是否是無農藥栽培的蔬菜、是否能夠每天定期飲用，有很多的問題出現。所以，榨成青汁的蔬菜是否具有積極預防疾病的效果，並不得而知。

因此，維他命、礦物質含量較多的羽毛甘藍，成為青汁的原料，備受注目。現在只要一提到青汁，大家都會聯想到其主要原料是羽毛甘藍。

但是，羽毛甘藍具有青臭味，很難喝，幾乎所有的人都必須很勉強的喝，因此，有很多人立刻就停止了。

現在青汁的主流是大麥嫩葉，與羽毛甘藍相比，營養成分較高，較容易喝。

而且，就製造過程而言，比起油菜科植物的羽毛甘藍，稻科植物的大麥比較能夠抵抗病蟲害，而且容易進行無農藥栽培，生長快速，不需要在播種之後花很長的時間等待採收，能夠大量製造。

生長旺盛的大麥嫩葉可以說含有豐富的營養成分，推翻了以往蔬菜的常識，的確是神奇的物質。因此，使用大麥嫩葉的青汁製品很多。但是，並不是所有的大麥嫩葉都是相同的。

販賣現榨大麥嫩葉汁喝的店，只抽取了萃取劑成分，捨去了食物纖維。這是因為含有纖維質會使口感不佳，不容易喝。同樣的，粉末狀製品也是如此。也就是說，在加工階段會去除纖維質。

此外，為了要將其粉末化，有些製品會加入糊精。

不會損及大麥嫩葉的營養素，而且能夠將有效成分引出最大限度的，就是超微粉碎技術。利用超微粉碎技術加以製品化的大麥嫩葉「綠效末」，一樣含有食物纖維等有效營養成分，所以每天決定飲用量來飲用較好。此外，為了改善偏食生活，也要決定飲用量來飲用。

就算飲用過多也沒有關係，因為它含有均衡的礦物質和維他命等，而且並不是只補充特定營養素的健康食品，而是由自然產物大麥嫩葉所製造出來的。

## ●了解大麥嫩葉「綠效末」

**Q** 青汁給人有青臭味，而且很苦、很難喝的印象，大麥嫩葉「綠效末」不難飲用嗎？

**A** 大麥嫩葉「綠效末」口感極佳，容易飲用，且非常美味。幾枝大麥嫩葉與顆粒化的大麥嫩葉相比時，後者是由獨特製法超微粉碎所製成的，所以完全沒有青臭味。此外，也沒有苦澀味，所以不論飯前飯後都可以飲用。因爲飲用青汁之後覺得口中有青臭味，而對青汁敬而遠之的人也可以飲用，不用擔心。

**Q** 聽說青汁對身體很好，所以以前曾經嘗試過，但是無法一直持續下去。大麥嫩葉「綠效末」我可以持續飲用嗎？

**A** 先來探討一下無法持續下去的理由。原因就是味道吧！雖然是對身體很好的東西，但是要長期持續下去，當然要以「容易飲用」爲第一條件。關於這一點，大麥嫩葉的口感極佳，容易服用，不論是誰都可以持續下去。

若以羽毛甘藍爲原料製造青汁，會給人青臭味的印象。不光是羽毛甘藍的青汁，任何對身體好的東西，如果不覺得美味就無法持續下去，因此也就無法發揮效果。大麥嫩葉「綠效末」非常美味，而且能夠攝取到營養，能夠持續下去。

**Q　如何飲用「綠效末」較好？**

**A**　溶解於牛乳或運動飲料、百分之百的純蘋果汁、綠茶等喜歡的飲料中，喝起來非常美味。此外，也可以花點工夫，活用在味噌湯或是湯、粥、煎餅、餅乾、果凍等料理或點心中，可以藉著自己的良好構想，好好的享受。長期持續飲用的秘訣不是勉勉強強的飲用，而是快樂的飲用。

**Q　飲用過多也無妨嗎？**

**A** 一天的飲用量因個人飲食生活的不同而有所不同。基本上，只要不過度，不管飲用幾包都沒有問題。但是，大麥嫩葉「綠效末」含有豐富的維他命A以及其他維他命類、礦物質、食物纖維等，因此，有些人在飲用後一～二天内排便過於順暢，不過，通常在二～三天内就能夠恢復正常。如果要長期持續飲用，最好減少飲用量。

**Q** **兒童和老年人也可以飲用嗎？**

**A** 契約農場主要以無農藥栽培的新鮮大麥嫩葉爲原料所製成的產品，即使是嬰兒和老年人也都可以安心飲用。大麥嫩葉「綠效末」中所含的都是天然成分，即使經常飲用也不會養成習慣性，隨時都可以開始飲用。與藥物不同，沒有副作用。

**Q** **一天中什麼時候飲用比較好？**

**A** 大麥嫩葉「綠效末」不是藥物，飯前飯後隨時都可以飲用。因此，一天中什麼時候飲用都無妨。但是，如果要每天持續飲用，最好決定固定什麼時候服用，這樣較能夠長久持續下去。一些喜歡飲用的人認爲，飯前、飯後、兩餐之間或是起床後立刻飲用、睡前還有泡完澡後，都可以飲用。不過，其中最多的是每餐飯後飲用。

## Q 聽說大麥嫩葉「綠效末」對身體很好，是眞的很好嗎？

**A**

持續飲用大麥嫩葉「綠效末」，能夠去除蔬菜不足的問題，對於改善體質有貢獻。此外，健康的人持續飲用「綠效末」，能夠創造健康身體的基本，使得每天的飲食過得更充實。即使我們覺得健康，但是圍繞我們的環境每天都在不斷的惡化，什麼時候會被病魔侵襲也不知道。

目前，在我們的飲食生活歐美化之後，引起熱量和蛋白質、脂質攝取過剩與慢性的蔬菜不足。由於飲食生活偏差，成爲糖尿病、心臟病、腦中風等生活習慣病（成人病）的原因。

事實上，改變飲食生活之後，疾病也逐漸變爲歐美型。蔬菜中所含的維他命、礦物質和纖維、葉綠素等，能夠抑制癌症各種疾病的發生率。

因此，平常就要留意健康。爲了保護自身免於疾病的侵襲，就要經常飲用大麥嫩葉「綠效末」。

**Q 與其他的蔬菜或青汁相比，一包中的營養成分有多少呢？**

**A** 大麥嫩葉「綠效末」含有豐富的天然成分，但是維他命和礦物質、食物纖維、葉綠素與其他的蔬菜或青汁相比，數值非常高，而且非常均衡。但是，如果與胡蘿蔔或是荷蘭芹比較，就不能一概而論了，因爲各種的營養成分不同。詳細的數值前面已經介紹過了，請參考一下。

**Q 想要以熱飲的方式飲用……**

**A** 熱飲也非常美味的「綠效末」的營養，請你盡量品嘗。「綠效末」以外的大麥嫩葉的萃取劑粉末，加入了分解澱粉所製造出來的糊精，如果溶解在熱水中，粉會黏在一起，無法均勻的溶解在熱水中，並會產生沉澱物，所以無法加熱飲用，而且熱也會損害風味。但是，超微粉碎製法製造出來的「綠效末」則沒有這種問題，可以安心飲用。

秘訣就是要以自己最容易飲用的方法來飲用，才能夠長久的持續下去。

大麥嫩葉「綠效末」不是藥物，飲用之後不會立刻產生效果，只有長時間持續飲用，才能夠維持及改善健康。

**Q 大麥嫩葉「綠效末」的何種成分對身體很好呢？**

**A** 在此說明一下大麥嫩葉「綠效末」中所含的主要營養素。

蛋白質……在體內變成糖和脂質，會成爲熱量源。一旦缺乏時，會缺乏幹勁、身體衰弱、抵抗力降低，出現肌膚乾燥、食慾不振、肌力減退等現象。

脂質……當成熱量源使用。不足時，頭髮會乾燥、容易脫毛，同時會出現濕疹、粉刺、肌膚乾燥、龜裂等。

食物纖維……具有整腸作用。此外，能夠降低血中的膽固醇，防止生活習慣病（成人病）。一旦缺乏時，會引起便秘或肥胖、提高胃潰瘍的發生率、減少腸內益菌等。

鈉……能夠促進胃或腸消化液的生產，使其功能順暢。一旦缺乏時，會有倦怠、缺乏元氣、血壓下降、體重減輕、食慾不振、肌力減退等現象。

鈣……對於骨的形成及精神安定都有很好的作用。一旦缺乏時，會焦躁、容易興奮，而且牙齒衰弱、腰部容易疼痛、手腳痙攣，會罹患骨質疏鬆症或是腳抽筋。

維他命A……使眼睛功能順暢、保持各臟器正常、幫助軟骨和骨骼的發育。一旦缺乏時，會出現神經過敏、乾燥肌、下痢等現象。

除此之外，還具有其他很多重要的營養成分，詳情請參照本文。

**Q 大麥中爲什麼嫩葉比較好呢？**

**A** 成爲大麥嫩葉「綠效末」原料的嫩葉，在營養價最高的時期收穫。我們所說的嫩葉，依生長的階段不同，所含的營養成分也不同。調查大麥嫩葉的各種生長階段，發現幾乎所有的營養素在高約二十~三十公分時的葉子是最好的。

此外，大麥嫩葉的營養成分從夜晚到早晨，集中在葉子，到了白天時就會移動到根，所以早晨一大早還沒有接受太陽的紫外線照射時，營養素最穩定、最高。大麥嫩葉大概一天會長二公分以上，它能夠幫助我們健康的理由之一，就是這種旺盛的生命力。

**Q　聽說大麥嫩葉「綠效末」的原料大麥是有機農產物，對身體有什麼好處呢？**

**A**　有機農產物原則上是不使用化學合成農藥，或是化學肥料、化學合成土壤改良資材。需要經過三年以上，經由堆肥等進行土壤改造的圃場採收的農產物，才稱爲有機農產物。因此，完全不受到土壤污染等影響，而且不使用農藥，並盡量排除周圍農藥影響的自然作物，故抵抗力較弱的老年人和嬰兒都能安心飲用。

**Q　青汁的好處是什麼？**

**A**　國人缺乏黃綠色蔬菜。原本像大麥嫩葉這種東西，多吃一點比較好。但是，實際上無法輕易得到。關於這一點，「綠效末」含有豐富的現代人所缺乏的維他命類和礦物質，只要攝取一杯，就能夠攝取到大量的大麥嫩葉。

根據分析結果顯示，大麥嫩葉含有食物纖維等各種營養素。而大麥嫩葉青汁是由榨汁產生萃取劑，並沒有食用食物纖維的部分，無法攝取到豐富的食物纖維，所以這種食用方法並不好。

大麥嫩葉「綠效末」是利用獨特的超微粉碎技術將其顆粒化，含有豐富的營養成分以及食物纖維，所以容易飲用。

有句話說「良藥苦口」，但是，漢方所說的良藥是適合人體的處方，如果喝起來美味，人體就會想要這種良藥。有些人認為青汁很難喝，喝了之後感覺難喝，那是沒有任何意義的。

從這一層意義上來看，沒有習慣性，容易飲用，並且深獲好評的大麥嫩葉「綠效末」值得一試。要改善以肉食為主，缺乏蔬菜的現代飲食生活，容易飲用的青汁是最有效的。

**Q 聽說大麥嫩葉「綠效末」含有許多食物纖維，到底具有什麼效果呢？**

**A** 食物纖維以前被視為是食物的殘渣，沒有用。但是，現在被視為是第六營養素，備受注目，成為現代飲食生活不可或缺的物質。

其中值得特別一提的，就是能夠使膽固醇正常化。攝取油脂類，體內會形成膽汁酸。膽汁酸由肝臟製造，積存於膽囊。如果沒有膽汁酸，中性脂肪和脂溶性維他命，也就是維他命A的吸收無法順暢的進行。膽汁酸大部分在小腸下再吸收一部分，然後再到達大腸。食物纖維會吸附不會再吸收的膽汁酸，成為糞便排出體外。也就是說，回到肝臟的膽汁酸量會減少。

攝取太過於油膩的食物，必須要大量的分泌膽汁酸，膽汁酸一旦減少時，膽固醇就會被消耗掉，血液中的膽固醇就會減少，這樣就能夠預防動脈硬化。當然，如果沒有動脈硬化，血壓也就能夠保持正常值。

其次，就是預防大腸癌的作用。

現在我們形成高脂肪食、低食物纖維食的狀況。脂肪較多，消化、吸收方面就需要分泌大量的膽汁酸。膽汁酸來到十二指腸時，到達大腸的量就會增加，由腸內細菌負責分解的致癌性物質就會大量增加。這種致癌性物質會對腸黏膜產生作用，而增加致癌的危險性。

但是，如果攝取足夠的食物纖維，就有防癌的效果。也就是說，腸內細菌叢狀況良好，製造致癌性物質的害菌或是腐敗菌無法取得優勢，而由雙叉乳桿菌或是乳酸菌等益菌取得優勢，膽汁酸變成致癌性物質的量就會減少。

此外，食物纖維較多時，能夠使糞便提早自腸內排出體外。因此，就沒有時間在腸內製造致癌性物質。一旦有致癌性物質隨著食物進入體內時，也能夠成爲糞便迅速排出體外。糞便量會增加，相對的，毒性就會降低。

第三，就是預防糖尿病，也就是使血糖值正常化。

最初認爲食物纖維較多的食物，具有在體內延遲糖的消化、吸收，使其慢慢消化的作用，這樣血糖值就不會急速上升。血糖值在飯後三十～四十分鐘達到顚峰。當血糖值上升時，就會分泌胰島素。

胰島素是由胰臟所製造。但是，當血糖值急速上升時，胰臟就會大量增加胰島素。若經常出現這種情況，胰臟就會疲累，而無法製造出胰島素，因此，就會得高血糖症。

但是，攝取含有食物纖維的飲食，慢慢的消化，血糖就不會急速上升，即使上升也不會上升得太多。也就是說，不用分泌大量的胰島素。

因此，胰臟不會疲累。根據許多研究結果顯示，糖尿病的患者如果攝取食物纖維，就不容易造成高血糖的狀態。所以，平常攝取食物纖維就能夠預防糖尿病。

第四，就是腸內細菌叢的改善效果。

腸內細菌叢是以多糖類爲餌食。乳酸菌和雙叉乳桿菌增加時，大腸中會呈現酸性，即pH值會下降。pH值下降時，能夠存活的只有益菌。會製造出致癌性物質的害菌或是腐敗菌，在酸性的環境下會減少或是不能活動。

不光是以上所列舉的，事實證明，對於各種疾病、環境荷爾蒙和食料污染等都有效。詳情請參照第4章、第5章的敘述。

**Q 哪些食材中的食物纖維含量豐富？**

**A** 一般而言，穀物類或豆類、牛蒡等，都是食物纖維較多的食材，含量特多的則是大麥。但不是我們所吃的大麥，而是嫩葉的部分。不光是食物纖維，還有各種的營養素，這是經由分析結果得知的事實。目前已經嘗試將大麥嫩葉當成食品來使用，不過大都是採用榨汁抽取萃取劑，廢棄纖維部分的做法。

這樣就不含有食物纖維，在營養上也是不完善的食品。但是，大麥嫩葉「綠效末」將食物纖維超微粉末化，在不會損害其他的營養成分的狀況下，將其製品化。很多人因爲食物纖維含量較多的食物口感不佳，採敬而遠之的態度，但是，大麥嫩葉「綠效末」即使溶於水中喝也不錯，因此能夠攝取到有第六營養素之稱的食物纖維。

**Q** 如何得到大麥嫩葉「綠效末」？

**A** 請洽詢以下的廠商。

株式會社　東洋新藥
〒812-0011
日本國福岡市博多區博多駅（車站）前2-19-27
電話092（431）8525

# 〔參考文獻〕

「營養成分バイブル」中村丁次・監修　主婦と生活社
「最新ミネラル讀本」丸元淑生・丸元康生・著　新潮文庫
「營養機能化學」營養機能化學研究會・編　朝倉書店
「食事で食物纖維をてる」女子營養大學出版部
「食物纖維の科學」葉啓介・森文平・編　朝倉書店
「改訂新版食物纖維」日本營養士學會・編　第一出版
「食物纖維」印南敏・桐山修八・編　第一出版
「大麥若葉の神秘」西岡昌信・著、久保田和彦・監修　ダラフ社
「麥綠素の效果」萩原義秀・著　祥伝社
「大麥若葉の青汁『麥綠素』萩原義秀・著　ハート出版

## 【主編介紹】

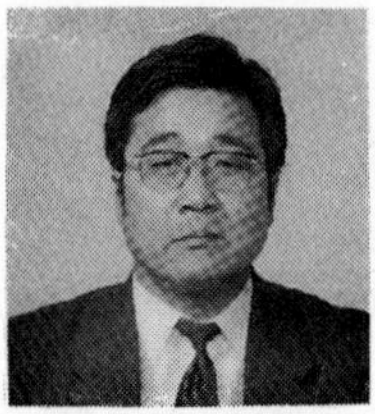

山田耕路

日本九州大學農學部糧食化學工學科教授。

1974年畢業於九州大學農學部糧食化學工學科。79年修完該科博士課程，取得農學博士學位。79~82年成爲ＮＩＨ訪問研究員，在ＮＩＥＨＳ服務後，82年擔任九州大學生物體防禦醫學研究所助手，85年擔任該大學農學部糧食化學工學科助手，89年擔任該科副教授，97年升任爲教授，一直到現在。

著書包括『細胞制禦工學』『食品與生物體防禦』『動物細胞培養技術』『食物過敏』『低過敏食品的開發與展望』等多數。專攻食品化學、細胞生物學。最近進行食品中的免疫調節因子以及制癌成分的相關研究。

大展出版社有限公司
品冠文化出版社

圖書目錄

地址：台北市北投區(石牌)
致遠一路二段 12 巷 1 號
郵撥：0166955～1

電話：(02)28236031
28236033
傳真：(02)28272069

## ・法律專欄連載・電腦編號 58

台大法學院　法律學系／策劃
法律服務社／編著

| | | |
|---|---|---|
| 1. | 別讓您的權利睡著了 1 | 200 元 |
| 2. | 別讓您的權利睡著了 2 | 200 元 |

## ・武 術 特 輯・電腦編號 10

| | | | |
|---|---|---|---|
| 1. | 陳式太極拳入門 | 馮志強編著 | 180 元 |
| 2. | 武式太極拳 | 郝少如編著 | 200 元 |
| 3. | 練功十八法入門 | 蕭京凌編著 | 120 元 |
| 4. | 教門長拳 | 蕭京凌編著 | 150 元 |
| 5. | 跆拳道 | 蕭京凌編譯 | 180 元 |
| 6. | 正傳合氣道 | 程曉鈴譯 | 200 元 |
| 7. | 圖解雙節棍 | 陳銘遠著 | 150 元 |
| 8. | 格鬥空手道 | 鄭旭旭編著 | 200 元 |
| 9. | 實用跆拳道 | 陳國榮編著 | 200 元 |
| 10. | 武術初學指南 | 李文英、解守德編著 | 250 元 |
| 11. | 泰國拳 | 陳國榮著 | 180 元 |
| 12. | 中國式摔跤 | 黃　斌編著 | 180 元 |
| 13. | 太極劍入門 | 李德印編著 | 180 元 |
| 14. | 太極拳運動 | 運動司編 | 250 元 |
| 15. | 太極拳譜 | 清・王宗岳等著 | 280 元 |
| 16. | 散手初學 | 冷　峰編著 | 200 元 |
| 17. | 南拳 | 朱瑞琪編著 | 180 元 |
| 18. | 吳式太極劍 | 王培生著 | 200 元 |
| 19. | 太極拳健身和技擊 | 王培生著 | 250 元 |
| 20. | 秘傳武當八卦掌 | 狄兆龍著 | 250 元 |
| 21. | 太極拳論譚 | 沈　壽著 | 250 元 |
| 22. | 陳式太極拳技擊法 | 馬　虹著 | 250 元 |
| 23. | 二十四式／三十二式 太極 拳／劍 | 闞桂香著 | 180 元 |
| 24. | 楊式秘傳 129 式太極長拳 | 張楚全著 | 280 元 |
| 25. | 楊式太極拳架詳解 | 林炳堯著 | 280 元 |

| | | |
|---|---|---|
| 26. 華佗五禽劍 | 劉時榮著 | 180 元 |
| 27. 太極拳基礎講座：基本功與簡化 24 式 | 李德印著 | 250 元 |
| 28. 武式太極拳精華 | 薛乃印著 | 200 元 |
| 29. 陳式太極拳拳理闡微 | 馬　虹著 | 350 元 |
| 30. 陳式太極拳體用全書 | 馬　虹著 | 400 元 |
| 31. 張三豐太極拳 | 陳占奎著 | 200 元 |
| 32. 中國太極推手 | 張　山主編 | 300 元 |
| 33. 48 式太極拳入門 | 門惠豐編著 | 220 元 |

## ·原地太極拳系列·電腦編號 11

| | | |
|---|---|---|
| 1. 原地綜合太極拳 24 式 | 胡啓賢創編 | 220 元 |
| 2. 原地活步太極拳 42 式 | 胡啓賢創編 | 200 元 |
| 3. 原地簡化太極拳 24 式 | 胡啓賢創編 | 200 元 |
| 4. 原地太極拳 12 式 | 胡啓賢創編 | 200 元 |

## ·道 學 文 化·電腦編號 12

| | | |
|---|---|---|
| 1. 道在養生：道教長壽術 | 郝　勤等著 | 250 元 |
| 2. 龍虎丹道：道教內丹術 | 郝　勤著 | 300 元 |
| 3. 天上人間：道教神仙譜系 | 黃德海著 | 250 元 |
| 4. 步罡踏斗：道教祭禮儀典 | 張澤洪著 | 250 元 |
| 5. 道醫窺秘：道教醫學康復術 | 王慶餘等著 | 250 元 |
| 6. 勸善成仙：道教生命倫理 | 李　剛著 | 250 元 |
| 7. 洞天福地：道教宮觀勝境 | 沙銘壽著 | 250 元 |
| 8. 青詞碧簫：道教文學藝術 | 楊光文等著 | 250 元 |
| 9. 沈博絕麗：道教格言精粹 | 朱耕發等著 | 250 元 |

## ·秘傳占卜系列·電腦編號 14

| | | |
|---|---|---|
| 1. 手相術 | 淺野八郎著 | 180 元 |
| 2. 人相術 | 淺野八郎著 | 180 元 |
| 3. 西洋占星術 | 淺野八郎著 | 180 元 |
| 4. 中國神奇占卜 | 淺野八郎著 | 150 元 |
| 5. 夢判斷 | 淺野八郎著 | 150 元 |
| 6. 前世、來世占卜 | 淺野八郎著 | 150 元 |
| 7. 法國式血型學 | 淺野八郎著 | 150 元 |
| 8. 靈感、符咒學 | 淺野八郎著 | 150 元 |
| 9. 紙牌占卜學 | 淺野八郎著 | 150 元 |
| 10. ESP 超能力占卜 | 淺野八郎著 | 150 元 |
| 11. 猶太數的秘術 | 淺野八郎著 | 150 元 |
| 12. 新心理測驗 | 淺野八郎著 | 160 元 |
| 13. 塔羅牌預言秘法 | 淺野八郎著 | 200 元 |

## ・趣味心理講座・電腦編號 15

| | | | |
|---|---|---|---|
| 1. | 性格測驗　探索男與女 | 淺野八郎著 | 140 元 |
| 2. | 性格測驗　透視人心奧秘 | 淺野八郎著 | 140 元 |
| 3. | 性格測驗　發現陌生的自己 | 淺野八郎著 | 140 元 |
| 4. | 性格測驗　發現你的真面目 | 淺野八郎著 | 140 元 |
| 5. | 性格測驗　讓你們吃驚 | 淺野八郎著 | 140 元 |
| 6. | 性格測驗　洞穿心理盲點 | 淺野八郎著 | 140 元 |
| 7. | 性格測驗　探索對方心理 | 淺野八郎著 | 140 元 |
| 8. | 性格測驗　由吃認識自己 | 淺野八郎著 | 160 元 |
| 9. | 性格測驗　戀愛知多少 | 淺野八郎著 | 160 元 |
| 10. | 性格測驗　由裝扮瞭解人心 | 淺野八郎著 | 160 元 |
| 11. | 性格測驗　敲開內心玄機 | 淺野八郎著 | 140 元 |
| 12. | 性格測驗　透視你的未來 | 淺野八郎著 | 160 元 |
| 13. | 血型與你的一生 | 淺野八郎著 | 160 元 |
| 14. | 趣味推理遊戲 | 淺野八郎著 | 160 元 |
| 15. | 行爲語言解析 | 淺野八郎著 | 160 元 |

## ・婦 幼 天 地・電腦編號 16

| | | | |
|---|---|---|---|
| 1. | 八萬人減肥成果 | 黃靜香譯 | 180 元 |
| 2. | 三分鐘減肥體操 | 楊鴻儒譯 | 150 元 |
| 3. | 窈窕淑女美髮秘訣 | 柯素娥譯 | 130 元 |
| 4. | 使妳更迷人 | 成　玉譯 | 130 元 |
| 5. | 女性的更年期 | 官舒妍編譯 | 160 元 |
| 6. | 胎內育兒法 | 李玉瓊編譯 | 150 元 |
| 7. | 早產兒袋鼠式護理 | 唐岱蘭譯 | 200 元 |
| 8. | 初次懷孕與生產 | 婦幼天地編譯組 | 180 元 |
| 9. | 初次育兒 12 個月 | 婦幼天地編譯組 | 180 元 |
| 10. | 斷乳食與幼兒食 | 婦幼天地編譯組 | 180 元 |
| 11. | 培養幼兒能力與性向 | 婦幼天地編譯組 | 180 元 |
| 12. | 培養幼兒創造力的玩具與遊戲 | 婦幼天地編譯組 | 180 元 |
| 13. | 幼兒的症狀與疾病 | 婦幼天地編譯組 | 180 元 |
| 14. | 腿部苗條健美法 | 婦幼天地編譯組 | 180 元 |
| 15. | 女性腰痛別忽視 | 婦幼天地編譯組 | 150 元 |
| 16. | 舒展身心體操術 | 李玉瓊編譯 | 130 元 |
| 17. | 三分鐘臉部體操 | 趙薇妮著 | 160 元 |
| 18. | 生動的笑容表情術 | 趙薇妮著 | 160 元 |
| 19. | 心曠神怡減肥法 | 川津祐介著 | 130 元 |
| 20. | 內衣使妳更美麗 | 陳玄茹譯 | 130 元 |
| 21. | 瑜伽美姿美容 | 黃靜香編著 | 180 元 |
| 22. | 高雅女性裝扮學 | 陳珮玲譯 | 180 元 |
| 23. | 蠶糞肌膚美顏法 | 梨秀子著 | 160 元 |

| | | |
|---|---|---|
| 24. 認識妳的身體 | 李玉瓊譯 | 160 元 |
| 25. 產後恢復苗條體態 | 居理安・芙萊喬著 | 200 元 |
| 26. 正確護髮美容法 | 山崎伊久江著 | 180 元 |
| 27. 安琪拉美姿養生學 | 安琪拉蘭斯博瑞著 | 180 元 |
| 28. 女體性醫學剖析 | 增田豐著 | 220 元 |
| 29. 懷孕與生產剖析 | 岡部綾子著 | 180 元 |
| 30. 斷奶後的健康育兒 | 東城百合子著 | 220 元 |
| 31. 引出孩子幹勁的責罵藝術 | 多湖輝著 | 170 元 |
| 32. 培養孩子獨立的藝術 | 多湖輝著 | 170 元 |
| 33. 子宮肌瘤與卵巢囊腫 | 陳秀琳編著 | 180 元 |
| 34. 下半身減肥法 | 納他夏・史達賓著 | 180 元 |
| 35. 女性自然美容法 | 吳雅菁編著 | 180 元 |
| 36. 再也不發胖 | 池園悅太郎著 | 170 元 |
| 37. 生男生女控制術 | 中垣勝裕著 | 220 元 |
| 38. 使妳的肌膚更亮麗 | 楊　皓編著 | 170 元 |
| 39. 臉部輪廓變美 | 芝崎義夫著 | 180 元 |
| 40. 斑點、皺紋自己治療 | 高須克彌著 | 180 元 |
| 41. 面皰自己治療 | 伊藤雄康著 | 180 元 |
| 42. 隨心所欲瘦身冥想法 | 原久子著 | 180 元 |
| 43. 胎兒革命 | 鈴木丈織著 | 180 元 |
| 44. NS 磁氣平衡法塑造窈窕奇蹟 | 古屋和江著 | 180 元 |
| 45. 享瘦從腳開始 | 山田陽子著 | 180 元 |
| 46. 小改變瘦 4 公斤 | 宮本裕子著 | 180 元 |
| 47. 軟管減肥瘦身 | 高橋輝男著 | 180 元 |
| 48. 海藻精神秘美容法 | 劉名揚編著 | 180 元 |
| 49. 肌膚保養與脫毛 | 鈴木真理著 | 180 元 |
| 50. 10 天減肥 3 公斤 | 彤雲編輯組 | 180 元 |
| 51. 穿出自己的品味 | 西村玲子著 | 280 元 |
| 52. 小孩髮型設計 | 李芳黛譯 | 250 元 |

## ・青 春 天 地・電腦編號 17

| | | |
|---|---|---|
| 1. A 血型與星座 | 柯素娥編譯 | 160 元 |
| 2. B 血型與星座 | 柯素娥編譯 | 160 元 |
| 3. O 血型與星座 | 柯素娥編譯 | 160 元 |
| 4. AB 血型與星座 | 柯素娥編譯 | 120 元 |
| 5. 青春期性教室 | 呂貴嵐編譯 | 130 元 |
| 7. 難解數學破題 | 宋釗宜編譯 | 130 元 |
| 9. 小論文寫作秘訣 | 林顯茂編譯 | 120 元 |
| 11.中學生野外遊戲 | 熊谷康編著 | 120 元 |
| 12.恐怖極短篇 | 柯素娥編譯 | 130 元 |
| 13.恐怖夜話 | 小毛驢編譯 | 130 元 |
| 14.恐怖幽默短篇 | 小毛驢編譯 | 120 元 |
| 15.黑色幽默短篇 | 小毛驢編譯 | 120 元 |

| | | |
|---|---|---|
| 16.靈異怪談 | 小毛驢編譯 | 130元 |
| 17.錯覺遊戲 | 小毛驢編著 | 130元 |
| 18.整人遊戲 | 小毛驢編著 | 150元 |
| 19.有趣的超常識 | 柯素娥編譯 | 130元 |
| 20.哦！原來如此 | 林慶旺編譯 | 130元 |
| 21.趣味競賽100種 | 劉名揚編譯 | 120元 |
| 22.數學謎題入門 | 宋釗宜編譯 | 150元 |
| 23.數學謎題解析 | 宋釗宜編譯 | 150元 |
| 24.透視男女心理 | 林慶旺編譯 | 120元 |
| 25.少女情懷的自白 | 李桂蘭編譯 | 120元 |
| 26.由兄弟姊妹看命運 | 李玉瓊編譯 | 130元 |
| 27.趣味的科學魔術 | 林慶旺編譯 | 150元 |
| 28.趣味的心理實驗室 | 李燕玲編譯 | 150元 |
| 29.愛與性心理測驗 | 小毛驢編譯 | 130元 |
| 30.刑案推理解謎 | 小毛驢編譯 | 180元 |
| 31.偵探常識推理 | 小毛驢編譯 | 180元 |
| 32.偵探常識解謎 | 小毛驢編譯 | 130元 |
| 33.偵探推理遊戲 | 小毛驢編譯 | 180元 |
| 34.趣味的超魔術 | 廖玉山編著 | 150元 |
| 35.趣味的珍奇發明 | 柯素娥編著 | 150元 |
| 36.登山用具與技巧 | 陳瑞菊編著 | 150元 |
| 37.性的漫談 | 蘇燕謀編著 | 180元 |
| 38.無的漫談 | 蘇燕謀編著 | 180元 |
| 39.黑色漫談 | 蘇燕謀編著 | 180元 |
| 40.白色漫談 | 蘇燕謀編著 | 180元 |

## ・健康天地・電腦編號18

| | | |
|---|---|---|
| 1. 壓力的預防與治療 | 柯素娥編譯 | 130元 |
| 2. 超科學氣的魔力 | 柯素娥編譯 | 130元 |
| 3. 尿療法治病的神奇 | 中尾良一著 | 130元 |
| 4. 鐵證如山的尿療法奇蹟 | 廖玉山譯 | 120元 |
| 5. 一日斷食健康法 | 葉慈容編譯 | 150元 |
| 6. 胃部強健法 | 陳炳崑譯 | 120元 |
| 7. 癌症早期檢查法 | 廖松濤譯 | 160元 |
| 8. 老人痴呆症防止法 | 柯素娥編譯 | 130元 |
| 9. 松葉汁健康飲料 | 陳麗芬編譯 | 130元 |
| 10. 揉肚臍健康法 | 永井秋夫著 | 150元 |
| 11. 過勞死、猝死的預防 | 卓秀貞編譯 | 130元 |
| 12. 高血壓治療與飲食 | 藤山順豐著 | 180元 |
| 13. 老人看護指南 | 柯素娥編譯 | 150元 |
| 14. 美容外科淺談 | 楊啓宏著 | 150元 |
| 15. 美容外科新境界 | 楊啓宏著 | 150元 |
| 16. 鹽是天然的醫生 | 西英司郎著 | 140元 |

| | | |
|---|---|---|
| 17. 年輕十歲不是夢 | 梁瑞麟譯 | 200 元 |
| 18. 茶料理治百病 | 桑野和民著 | 180 元 |
| 19. 綠茶治病寶典 | 桑野和民著 | 150 元 |
| 20. 杜仲茶養顏減肥法 | 西田博著 | 170 元 |
| 21. 蜂膠驚人療效 | 瀨長良三郎著 | 180 元 |
| 22. 蜂膠治百病 | 瀨長良三郎著 | 180 元 |
| 23. 醫藥與生活 | 鄭炳全著 | 180 元 |
| 24. 鈣長生寶典 | 落合敏著 | 180 元 |
| 25. 大蒜長生寶典 | 木下繁太郎著 | 160 元 |
| 26. 居家自我健康檢查 | 石川恭三著 | 160 元 |
| 27. 永恆的健康人生 | 李秀鈴譯 | 200 元 |
| 28. 大豆卵磷脂長生寶典 | 劉雪卿譯 | 150 元 |
| 29. 芳香療法 | 梁艾琳譯 | 160 元 |
| 30. 醋長生寶典 | 柯素娥譯 | 180 元 |
| 31. 從星座透視健康 | 席拉・吉蒂斯著 | 180 元 |
| 32. 愉悅自在保健學 | 野本二士夫著 | 160 元 |
| 33. 裸睡健康法 | 丸山淳士等著 | 160 元 |
| 34. 糖尿病預防與治療 | 藤田順豐著 | 180 元 |
| 35. 維他命長生寶典 | 菅原明子著 | 180 元 |
| 36. 維他命 C 新效果 | 鐘文訓編 | 150 元 |
| 37. 手、腳病理按摩 | 堤芳朗著 | 160 元 |
| 38. AIDS 瞭解與預防 | 彼得塔歇爾著 | 180 元 |
| 39. 甲殼質殼聚糖健康法 | 沈永嘉譯 | 160 元 |
| 40. 神經痛預防與治療 | 木下真男著 | 160 元 |
| 41. 室內身體鍛鍊法 | 陳炳崑編著 | 160 元 |
| 42. 吃出健康藥膳 | 劉大器編著 | 180 元 |
| 43. 自我指壓術 | 蘇燕謀編著 | 160 元 |
| 44. 紅蘿蔔汁斷食療法 | 李玉瓊編著 | 150 元 |
| 45. 洗心術健康秘法 | 竺翠萍編譯 | 170 元 |
| 46. 枇杷葉健康療法 | 柯素娥編譯 | 180 元 |
| 47. 抗衰血癒 | 楊啓宏著 | 180 元 |
| 48. 與癌搏鬥記 | 逸見政孝著 | 180 元 |
| 49. 冬蟲夏草長生寶典 | 高橋義博著 | 170 元 |
| 50. 痔瘡・大腸疾病先端療法 | 宮島伸宜著 | 180 元 |
| 51. 膠布治癒頑固慢性病 | 加瀨建造著 | 180 元 |
| 52. 芝麻神奇健康法 | 小林貞作著 | 170 元 |
| 53. 香煙能防止癡呆？ | 高田明和著 | 180 元 |
| 54. 穀菜食治癌療法 | 佐藤成志著 | 180 元 |
| 55. 貼藥健康法 | 松原英多著 | 180 元 |
| 56. 克服癌症調和道呼吸法 | 帶津良一著 | 180 元 |
| 57. B 型肝炎預防與治療 | 野村喜重郎著 | 180 元 |
| 58. 青春永駐養生導引術 | 早島正雄著 | 180 元 |
| 59. 改變呼吸法創造健康 | 原久子著 | 180 元 |
| 60. 荷爾蒙平衡養生秘訣 | 出村博著 | 180 元 |

61. 水美肌健康法 井戶勝富著 170元
62. 認識食物掌握健康 廖梅珠編著 170元
63. 痛風劇痛消除法 鈴木吉彥著 180元
64. 酸莖菌驚人療效 上田明彥著 180元
65. 大豆卵磷脂治現代病 神津健一著 200元
66. 時辰療法—危險時刻凌晨4時 呂建強等著 180元
67. 自然治癒力提升法 帶津良一著 180元
68. 巧妙的氣保健法 藤平墨子著 180元
69. 治癒C型肝炎 熊田博光著 180元
70. 肝臟病預防與治療 劉名揚編著 180元
71. 腰痛平衡療法 荒井政信著 180元
72. 根治多汗症、狐臭 稻葉益巳著 220元
73. 40歲以後的骨質疏鬆症 沈永嘉譯 180元
74. 認識中藥 松下一成著 180元
75. 認識氣的科學 佐佐木茂美著 180元
76. 我戰勝了癌症 安田伸著 180元
77. 斑點是身心的危險信號 中野進著 180元
78. 艾波拉病毒大震撼 玉川重德著 180元
79. 重新還我黑髮 桑名隆一郎著 180元
80. 身體節律與健康 林博史著 180元
81. 生薑治萬病 石原結實著 180元
82. 靈芝治百病 陳瑞東著 180元
83. 木炭驚人的威力 大槻彰著 200元
84. 認識活性氧 井土貴司著 180元
85. 深海鮫治百病 廖玉山編著 180元
86. 神奇的蜂王乳 井上丹治著 180元
87. 卡拉OK健腦法 東潔著 180元
88. 卡拉OK健康法 福田伴男著 180元
89. 醫藥與生活 鄭炳全著 200元
90. 洋蔥治百病 宮尾興平著 180元
91. 年輕10歲快步健康法 石塚忠雄著 180元
92. 石榴的驚人神效 岡本順子著 180元
93. 飲料健康法 白鳥早奈英著 180元
94. 健康棒體操 劉名揚編譯 180元
95. 催眠健康法 蕭京凌編著 180元
96. 鬱金（美王）治百病 水野修一著 180元
97. 醫藥與生活 鄭炳全著 200元

## ・實用女性學講座・電腦編號 19

1. 解讀女性內心世界 島田一男著 150元
2. 塑造成熟的女性 島田一男著 150元
3. 女性整體裝扮學 黃靜香編著 180元
4. 女性應對禮儀 黃靜香編著 180元

5. 女性婚前必修　小野十傳著　200 元
6. 徹底瞭解女人　田口二州著　180 元
7. 拆穿女性謊言 88 招　島田一男著　200 元
8. 解讀女人心　島田一男著　200 元
9. 俘獲女性絕招　志賀貢著　200 元
10. 愛情的壓力解套　中村理英子著　200 元
11. 妳是人見人愛的女孩　廖松濤編著　200 元

## ・校園系列・電腦編號 20

1. 讀書集中術　多湖輝著　180 元
2. 應考的訣竅　多湖輝著　150 元
3. 輕鬆讀書贏得聯考　多湖輝著　150 元
4. 讀書記憶秘訣　多湖輝著　180 元
5. 視力恢復！超速讀術　江錦雲譯　180 元
6. 讀書 36 計　黃柏松編著　180 元
7. 驚人的速讀術　鐘文訓編著　170 元
8. 學生課業輔導良方　多湖輝著　180 元
9. 超速讀超記憶法　廖松濤編著　180 元
10. 速算解題技巧　宋釗宜編著　200 元
11. 看圖學英文　陳炳崑編著　200 元
12. 讓孩子最喜歡數學　沈永嘉譯　180 元
13. 催眠記憶術　林碧清譯　180 元
14. 催眠速讀術　林碧清譯　180 元
15. 數學式思考學習法　劉淑錦譯　200 元
16. 考試憑要領　劉孝暉著　180 元
17. 事半功倍讀書法　王毅希著　200 元
18. 超金榜題名術　陳蒼杰譯　200 元
19. 靈活記憶術　林耀慶編著　180 元

## ・實用心理學講座・電腦編號 21

1. 拆穿欺騙伎倆　多湖輝著　140 元
2. 創造好構想　多湖輝著　140 元
3. 面對面心理術　多湖輝著　160 元
4. 僞裝心理術　多湖輝著　140 元
5. 透視人性弱點　多湖輝著　140 元
6. 自我表現術　多湖輝著　180 元
7. 不可思議的人性心理　多湖輝著　180 元
8. 催眠術入門　多湖輝著　150 元
9. 責罵部屬的藝術　多湖輝著　150 元
10. 精神力　多湖輝著　150 元
11. 厚黑說服術　多湖輝著　150 元

| | | |
|---|---|---|
| 12. 集中力 | 多湖輝著 | 150元 |
| 13. 構想力 | 多湖輝著 | 150元 |
| 14. 深層心理術 | 多湖輝著 | 160元 |
| 15. 深層語言術 | 多湖輝著 | 160元 |
| 16. 深層說服術 | 多湖輝著 | 180元 |
| 17. 掌握潛在心理 | 多湖輝著 | 160元 |
| 18. 洞悉心理陷阱 | 多湖輝著 | 180元 |
| 19. 解讀金錢心理 | 多湖輝著 | 180元 |
| 20. 拆穿語言圈套 | 多湖輝著 | 180元 |
| 21. 語言的內心玄機 | 多湖輝著 | 180元 |
| 22. 積極力 | 多湖輝著 | 180元 |

## ・超現實心理講座・電腦編號 22

| | | |
|---|---|---|
| 1. 超意識覺醒法 | 詹蔚芬編譯 | 130元 |
| 2. 護摩秘法與人生 | 劉名揚編譯 | 130元 |
| 3. 秘法！超級仙術入門 | 陸明譯 | 150元 |
| 4. 給地球人的訊息 | 柯素娥編著 | 150元 |
| 5. 密教的神通力 | 劉名揚編著 | 130元 |
| 6. 神秘奇妙的世界 | 平川陽一著 | 200元 |
| 7. 地球文明的超革命 | 吳秋嬌譯 | 200元 |
| 8. 力量石的秘密 | 吳秋嬌譯 | 180元 |
| 9. 超能力的靈異世界 | 馬小莉譯 | 200元 |
| 10. 逃離地球毀滅的命運 | 吳秋嬌譯 | 200元 |
| 11. 宇宙與地球終結之謎 | 南山宏著 | 200元 |
| 12. 驚世奇功揭秘 | 傅起鳳著 | 200元 |
| 13. 啓發身心潛力心象訓練法 | 栗田昌裕著 | 180元 |
| 14. 仙道術遁甲法 | 高藤聰一郎著 | 220元 |
| 15. 神通力的秘密 | 中岡俊哉著 | 180元 |
| 16. 仙人成仙術 | 高藤聰一郎著 | 200元 |
| 17. 仙道符咒氣功法 | 高藤聰一郎著 | 220元 |
| 18. 仙道風水術尋龍法 | 高藤聰一郎著 | 200元 |
| 19. 仙道奇蹟超幻像 | 高藤聰一郎著 | 200元 |
| 20. 仙道鍊金術房中法 | 高藤聰一郎著 | 200元 |
| 21. 奇蹟超醫療治癒難病 | 深野一幸著 | 220元 |
| 22. 揭開月球的神秘力量 | 超科學研究會 | 180元 |
| 23. 西藏密教奧義 | 高藤聰一郎著 | 250元 |
| 24. 改變你的夢術入門 | 高藤聰一郎著 | 250元 |
| 25. 21 世紀拯救地球超技術 | 深野一幸著 | 250元 |

## ・養生保健・電腦編號 23

| | | |
|---|---|---|
| 1. 醫療養生氣功 | 黃孝寬著 | 250元 |

| | | | |
|---|---|---|---|
| 2. | 中國氣功圖譜 | 余功保著 | 250 元 |
| 3. | 少林醫療氣功精粹 | 井玉蘭著 | 250 元 |
| 4. | 龍形實用氣功 | 吳大才等著 | 220 元 |
| 5. | 魚戲增視強身氣功 | 宮　嬰著 | 220 元 |
| 6. | 嚴新氣功 | 前新培金著 | 250 元 |
| 7. | 道家玄牝氣功 | 張　章著 | 200 元 |
| 8. | 仙家秘傳袪病功 | 李遠國著 | 160 元 |
| 9. | 少林十大健身功 | 秦慶豐著 | 180 元 |
| 10. | 中國自控氣功 | 張明武著 | 250 元 |
| 11. | 醫療防癌氣功 | 黃孝寬著 | 250 元 |
| 12. | 醫療強身氣功 | 黃孝寬著 | 250 元 |
| 13. | 醫療點穴氣功 | 黃孝寬著 | 250 元 |
| 14. | 中國八卦如意功 | 趙維漢著 | 180 元 |
| 15. | 正宗馬禮堂養氣功 | 馬禮堂著 | 420 元 |
| 16. | 秘傳道家筋經內丹功 | 王慶餘著 | 280 元 |
| 17. | 三元開慧功 | 辛桂林著 | 250 元 |
| 18. | 防癌治癌新氣功 | 郭　林著 | 180 元 |
| 19. | 禪定與佛家氣功修煉 | 劉天君著 | 200 元 |
| 20. | 顛倒之術 | 梅自強著 | 360 元 |
| 21. | 簡明氣功辭典 | 吳家駿編 | 360 元 |
| 22. | 八卦三合功 | 張全亮著 | 230 元 |
| 23. | 朱砂掌健身養生功 | 楊永著 | 250 元 |
| 24. | 抗老功 | 陳九鶴著 | 230 元 |
| 25. | 意氣按穴排濁自療法 | 黃啓運編著 | 250 元 |
| 26. | 陳式太極拳養生功 | 陳正雷著 | 200 元 |
| 27. | 健身祛病小功法 | 王培生著 | 200 元 |
| 28. | 張式太極混元功 | 張春銘著 | 250 元 |
| 29. | 中國璇密功 | 羅琴編著 | 250 元 |
| 30. | 中國少林禪密功 | 齊飛龍著 | 200 元 |
| 31. | 郭林新氣功 | 郭林新氣功研究所 | 400 元 |

## ・社會人智囊・電腦編號 24

| | | | |
|---|---|---|---|
| 1. | 糾紛談判術 | 清水增三著 | 160 元 |
| 2. | 創造關鍵術 | 淺野八郎著 | 150 元 |
| 3. | 觀人術 | 淺野八郎著 | 200 元 |
| 4. | 應急詭辯術 | 廖英迪編著 | 160 元 |
| 5. | 天才家學習術 | 木原武一著 | 160 元 |
| 6. | 貓型狗式鑑人術 | 淺野八郎著 | 180 元 |
| 7. | 逆轉運掌握術 | 淺野八郎著 | 180 元 |
| 8. | 人際圓融術 | 澀谷昌三著 | 160 元 |
| 9. | 解讀人心術 | 淺野八郎著 | 180 元 |
| 10. | 與上司水乳交融術 | 秋元隆司著 | 180 元 |
| 11. | 男女心態定律 | 小田晉著 | 180 元 |

| | | |
|---|---|---|
| 12. 幽默說話術 | 林振輝編著 | 200 元 |
| 13. 人能信賴幾分 | 淺野八郎著 | 180 元 |
| 14. 我一定能成功 | 李玉瓊譯 | 180 元 |
| 15. 獻給青年的嘉言 | 陳蒼杰譯 | 180 元 |
| 16. 知人、知面、知其心 | 林振輝編著 | 180 元 |
| 17. 塑造堅強的個性 | 坂上肇著 | 180 元 |
| 18. 爲自己而活 | 佐藤綾子著 | 180 元 |
| 19. 未來十年與愉快生活有約 | 船井幸雄著 | 180 元 |
| 20. 超級銷售話術 | 杜秀卿譯 | 180 元 |
| 21. 感性培育術 | 黃靜香編著 | 180 元 |
| 22. 公司新鮮人的禮儀規範 | 蔡媛惠譯 | 180 元 |
| 23. 傑出職員鍛鍊術 | 佐佐木正著 | 180 元 |
| 24. 面談獲勝戰略 | 李芳黛譯 | 180 元 |
| 25. 金玉良言撼人心 | 森純大著 | 180 元 |
| 26. 男女幽默趣典 | 劉華亭編著 | 180 元 |
| 27. 機智說話術 | 劉華亭編著 | 180 元 |
| 28. 心理諮商室 | 柯素娥譯 | 180 元 |
| 29. 如何在公司崢嶸頭角 | 佐佐木正著 | 180 元 |
| 30. 機智應對術 | 李玉瓊編著 | 200 元 |
| 31. 克服低潮良方 | 坂野雄二著 | 180 元 |
| 32. 智慧型說話技巧 | 沈永嘉編著 | 180 元 |
| 33. 記憶力、集中力增進術 | 廖松濤編著 | 180 元 |
| 34. 女職員培育術 | 林慶旺編著 | 180 元 |
| 35. 自我介紹與社交禮儀 | 柯素娥編著 | 180 元 |
| 36. 積極生活創幸福 | 田中真澄著 | 180 元 |
| 37. 妙點子超構想 | 多湖輝著 | 180 元 |
| 38. 說 NO 的技巧 | 廖玉山編著 | 180 元 |
| 39. 一流說服力 | 李玉瓊編著 | 180 元 |
| 40. 般若心經成功哲學 | 陳鴻蘭編著 | 180 元 |
| 41. 訪問推銷術 | 黃靜香編著 | 180 元 |
| 42. 男性成功秘訣 | 陳蒼杰編著 | 180 元 |
| 43. 笑容、人際智商 | 宮川澄子著 | 180 元 |
| 44. 多湖輝的構想工作室 | 多湖輝著 | 200 元 |
| 45. 名人名語啓示錄 | 喬家楓著 | 180 元 |
| 46. 口才必勝術 | 黃柏松編著 | 220 元 |
| 47. 能言善道的說話術 | 章智冠編著 | 180 元 |
| 48. 改變人心成爲贏家 | 多湖輝著 | 200 元 |
| 49. 說服的ＩＱ | 沈永嘉譯 | 200 元 |
| 50. 提升腦力超速讀術 | 齊藤英治著 | 200 元 |
| 51. 操控對手百戰百勝 | 多湖輝著 | 200 元 |
| 52. 面試成功戰略 | 柯素娥編著 | 200 元 |
| 53. 摸透男人心 | 劉華亭編著 | 180 元 |
| 54. 撼動人心優勢口才 | 龔伯牧編著 | 180 元 |
| 55. 如何使對方說 yes | 程　羲編著 | 200 元 |

56. 小道理・美好人生　林政峰編著　180元
57. 拿破崙智慧箴言　柯素娥編著　200元

## ・精選系列・電腦編號25

1. 毛澤東與鄧小平　渡邊利夫等著　280元
2. 中國大崩裂　江戶介雄著　180元
3. 台灣・亞洲奇蹟　上村幸治著　220元
4. 7-ELEVEN高盈收策略　國友隆一著　180元
5. 台灣獨立（新・中國日本戰爭一）　森詠著　200元
6. 迷失中國的末路　江戶雄介著　220元
7. 2000年5月全世界毀滅　紫藤甲子男著　180元
8. 失去鄧小平的中國　小島朋之著　220元
9. 世界史爭議性異人傳　桐生操著　200元
10. 淨化心靈享人生　松濤弘道著　220元
11. 人生心情診斷　賴藤和寬著　220元
12. 中美大決戰　檜山良昭著　220元
13. 黃昏帝國美國　莊雯琳譯　220元
14. 兩岸衝突（新・中國日本戰爭二）　森詠著　220元
15. 封鎖台灣（新・中國日本戰爭三）　森詠著　220元
16. 中國分裂（新・中國日本戰爭四）　森詠著　220元
17. 由女變男的我　虎井正衛著　200元
18. 佛學的安心立命　松濤弘道著　220元
19. 世界喪禮大觀　松濤弘道著　280元
20. 中國內戰（新・中國日本戰爭五）　森詠著　220元
21. 台灣內亂（新・中國日本戰爭六）　森詠著　220元
22. 琉球戰爭①（新・中國日本戰爭七）　森詠著　220元
23. 琉球戰爭②（新・中國日本戰爭八）　森詠著　220元

## ・運動遊戲・電腦編號26

1. 雙人運動　李玉瓊譯　160元
2. 愉快的跳繩運動　廖玉山譯　180元
3. 運動會項目精選　王佑京譯　150元
4. 肋木運動　廖玉山譯　150元
5. 測力運動　王佑宗譯　150元
6. 游泳入門　唐桂萍編著　200元
7. 帆板衝浪　王勝利譯　300元

## ・休閒娛樂・電腦編號27

1. 海水魚飼養法　田中智浩著　300元
2. 金魚飼養法　曾雪玫譯　250元

| | | | |
|---|---|---|---|
| 3. | 熱門海水魚 | 毛利匡明著 | 480 元 |
| 4. | 愛犬的教養與訓練 | 池田好雄著 | 250 元 |
| 5. | 狗教養與疾病 | 杉浦哲著 | 220 元 |
| 6. | 小動物養育技巧 | 三上昇著 | 300 元 |
| 7. | 水草選擇、培育、消遣 | 安齊裕司著 | 300 元 |
| 8. | 四季釣魚法 | 釣朋會著 | 200 元 |
| 9. | 簡易釣魚入門 | 張果馨譯 | 200 元 |
| 10. | 防波堤釣入門 | 張果馨譯 | 220 元 |
| 11. | 透析愛犬習性 | 沈永嘉譯 | 200 元 |
| 20. | 園藝植物管理 | 船越亮二著 | 220 元 |
| 21. | 實用家庭菜園ＤＩＹ | 孔翔儀著 | 200 元 |
| 30. | 汽車急救ＤＩＹ | 陳瑞雄編著 | 200 元 |
| 31. | 巴士旅行遊戲 | 陳羲編著 | 180 元 |
| 32. | 測驗你的ＩＱ | 蕭京凌編著 | 180 元 |
| 33. | 益智數字遊戲 | 廖玉山編著 | 180 元 |
| 40. | 撲克牌遊戲與贏牌秘訣 | 林振輝編著 | 180 元 |
| 41. | 撲克牌魔術、算命、遊戲 | 林振輝編著 | 180 元 |
| 42. | 撲克占卜入門 | 王家成編著 | 180 元 |
| 50. | 兩性幽默 | 幽默選集編輯組 | 180 元 |
| 51. | 異色幽默 | 幽默選集編輯組 | 180 元 |

## ・銀髮族智慧學・電腦編號 28

| | | | |
|---|---|---|---|
| 1. | 銀髮六十樂逍遙 | 多湖輝著 | 170 元 |
| 2. | 人生六十反年輕 | 多湖輝著 | 170 元 |
| 3. | 六十歲的決斷 | 多湖輝著 | 170 元 |
| 4. | 銀髮族健身指南 | 孫瑞台編著 | 250 元 |
| 5. | 退休後的夫妻健康生活 | 施聖茹譯 | 200 元 |

## ・飲 食 保 健・電腦編號 29

| | | | |
|---|---|---|---|
| 1. | 自己製作健康茶 | 大海淳著 | 220 元 |
| 2. | 好吃、具藥效茶料理 | 德永睦子著 | 220 元 |
| 3. | 改善慢性病健康藥草茶 | 吳秋嬌譯 | 200 元 |
| 4. | 藥酒與健康果菜汁 | 成玉編著 | 250 元 |
| 5. | 家庭保健養生湯 | 馬汴梁編著 | 220 元 |
| 6. | 降低膽固醇的飲食 | 早川和志著 | 200 元 |
| 7. | 女性癌症的飲食 | 女子營養大學 | 280 元 |
| 8. | 痛風者的飲食 | 女子營養大學 | 280 元 |
| 9. | 貧血者的飲食 | 女子營養大學 | 280 元 |
| 10. | 高脂血症者的飲食 | 女子營養大學 | 280 元 |
| 11. | 男性癌症的飲食 | 女子營養大學 | 280 元 |
| 12. | 過敏者的飲食 | 女子營養大學 | 280 元 |

13. 心臟病的飲食　女子營養大學　280 元
14. 滋陰壯陽的飲食　王增著　220 元
15. 胃、十二指腸潰瘍的飲食　勝健一等著　280 元
16. 肥胖者的飲食　雨宮禎子等著　280 元
17. 癌症有效的飲食　河內卓等著　280 元
18. 糖尿病有效的飲食　山田信博等著　280 元

## ・家庭醫學保健・電腦編號 30

1. 女性醫學大全　雨森良彥著　380 元
2. 初爲人父育兒寶典　小瀧周曹著　220 元
3. 性活力強健法　相建華著　220 元
4. 30 歲以上的懷孕與生產　李芳黛編著　220 元
5. 舒適的女性更年期　野末悅子著　200 元
6. 夫妻前戲的技巧　笠井寬司著　200 元
7. 病理足穴按摩　金慧明著　220 元
8. 爸爸的更年期　河野孝旺著　200 元
9. 橡皮帶健康法　山田晶著　180 元
10. 三十三天健美減肥　相建華等著　180 元
11. 男性健美入門　孫玉祿編著　180 元
12. 強化肝臟秘訣　主婦　友社編　200 元
13. 了解藥物副作用　張果馨譯　200 元
14. 女性醫學小百科　松山榮吉著　200 元
15. 左轉健康法　龜田修等著　200 元
16. 實用天然藥物　鄭炳全編著　260 元
17. 神秘無痛平衡療法　林宗駛著　180 元
18. 膝蓋健康法　張果馨譯　180 元
19. 針灸治百病　葛書翰著　250 元
20. 異位性皮膚炎治癒法　吳秋嬌譯　220 元
21. 禿髮白髮預防與治療　陳炳崑編著　180 元
22. 埃及皇宮菜健康法　飯森薰著　200 元
23. 肝臟病安心治療　上野幸久著　220 元
24. 耳穴治百病　陳抗美等著　250 元
25. 高效果指壓法　五十嵐康彥著　200 元
26. 瘦水、胖水　鈴木園子著　200 元
27. 手針新療法　朱振華著　200 元
28. 香港腳預防與治療　劉小惠譯　250 元
29. 智慧飲食吃出健康　柯富陽編著　200 元
30. 牙齒保健法　廖玉山編著　200 元
31. 恢復元氣養生食　張果馨譯　200 元
32. 特效推拿按摩術　李玉田著　200 元
33. 一週一次健康法　若狹真著　200 元
34. 家常科學膳食　大塚滋著　220 元
35. 夫妻們閱讀的男性不孕　原利夫著　220 元

| | | |
|---|---|---|
| 36. 自我瘦身美容 | 馬野詠子著 | 200 元 |
| 37. 魔法姿勢益健康 | 五十嵐康彥著 | 200 元 |
| 38. 眼病錘療法 | 馬栩周著 | 200 元 |
| 39. 預防骨質疏鬆症 | 藤田拓男著 | 200 元 |
| 40. 骨質增生效驗方 | 李吉茂編著 | 250 元 |
| 41. 蕺菜健康法 | 小林正夫著 | 200 元 |
| 42. 赧於啓齒的男性煩惱 | 增田豐著 | 220 元 |
| 43. 簡易自我健康檢查 | 稻葉允著 | 250 元 |
| 44. 實用花草健康法 | 友田純子著 | 200 元 |
| 45. 神奇的手掌療法 | 日比野喬著 | 230 元 |
| 46. 家庭式三大穴道療法 | 刑部忠和著 | 200 元 |
| 47. 子宮癌、卵巢癌 | 岡島弘幸著 | 220 元 |
| 48. 糖尿病機能性食品 | 劉雪卿編著 | 220 元 |
| 49. 奇蹟活現經脈美容法 | 林振輝編譯 | 200 元 |
| 50. Super SEX | 秋好憲一著 | 220 元 |
| 51. 了解避孕丸 | 林玉佩譯 | 200 元 |
| 52. 有趣的遺傳學 | 蕭京凌編著 | 200 元 |
| 53. 強身健腦手指運動 | 羅群等著 | 250 元 |
| 54. 小周天健康法 | 莊雯琳譯 | 200 元 |
| 55. 中西醫結合醫療 | 陳蒼杰譯 | 200 元 |
| 56. 沐浴健康法 | 楊鴻儒譯 | 200 元 |
| 57. 節食瘦身秘訣 | 張芷欣編著 | 200 元 |
| 58. 酵素健康法 | 楊皓譯 | 200 元 |
| 59. 一天 10 分鐘健康太極拳 | 劉小惠譯 | 250 元 |
| 60. 中老年人疲勞消除法 | 五味雅吉著 | 220 元 |
| 61. 與齲齒訣別 | 楊鴻儒譯 | 220 元 |
| 62. 禪宗自然養生法 | 費德漢編著 | 200 元 |
| 63. 女性切身醫學 | 編輯群編 | 200 元 |
| 64. 乳癌發現與治療 | 黃靜香編著 | 200 元 |
| 65. 做媽媽之前的孕婦日記 | 林慈姮編著 | 180 元 |
| 66. 從誕生到一歲的嬰兒日記 | 林慈姮編著 | 180 元 |
| 67. 6 個月輕鬆增高 | 江秀珍譯 | 200 元 |

## ・超經營新智慧・電腦編號 31

| | | |
|---|---|---|
| 1. 躍動的國家越南 | 林雅倩譯 | 250 元 |
| 2. 甦醒的小龍菲律賓 | 林雅倩譯 | 220 元 |
| 3. 中國的危機與商機 | 中江要介著 | 250 元 |
| 4. 在印度的成功智慧 | 山內利男著 | 220 元 |
| 5. 7-ELEVEN 大革命 | 村上豐道著 | 200 元 |
| 6. 業務員成功秘方 | 呂育清編著 | 200 元 |
| 7. 在亞洲成功的智慧 | 鈴木讓二著 | 220 元 |
| 8. 圖解活用經營管理 | 山際有文著 | 220 元 |
| 9. 速效行銷學 | 江尻弘著 | 220 元 |

10. 猶太成功商法　周蓮芬編著　200元
11. 工廠管理新手法　黃柏松編著　220元
12. 成功隨時掌握在凡人手中　竹村健一著　220元
13. 服務・所以成功　中谷彰宏著　200元

## ・親子系列・電腦編號 32

1. 如何使孩子出人頭地　多湖輝著　200元
2. 心靈啓蒙教育　多湖輝著　280元
3. 如何使孩子數學滿分　林明嬋編著　180元
4. 終身受用的學習秘訣　李芳黛譯　200元
5. 數學疑問破解　陳蒼杰譯　200元

## ・雅致系列・電腦編號 33

1. 健康食譜春冬篇　丸元淑生著　200元
2. 健康食譜夏秋篇　丸元淑生著　200元
3. 純正家庭料理　陳建民等著　200元
4. 家庭四川菜　陳建民著　200元
5. 醫食同源健康美食　郭長聚著　200元
6. 家族健康食譜　東畑朝子著　200元

## ・美術系列・電腦編號 34

1. 可愛插畫集　鉛筆等著　220元
2. 人物插畫集　鉛筆等著　180元

## ・勞作系列・電腦編號 35

1. 活動玩具ＤＩＹ　李芳黛譯　230元
2. 組合玩具ＤＩＹ　李芳黛譯　230元
3. 花草遊戲ＤＩＹ　張果馨譯　250元

## ・元氣系列・電腦編號 36

1. 神奇大麥嫩葉「綠效末」　山田耕路著　200元
2. 高麗菜發酵精的功效　大澤俊彥著　200元

## ・心 靈 雅 集・電腦編號 00

1. 禪言佛語看人生　松濤弘道著　180元
2. 禪密教的奧秘　葉逯謙譯　120元

| | | | |
|---|---|---|---|
| 3. | 觀音大法力 | 田口日勝著 | 120元 |
| 4. | 觀音法力的大功德 | 田口日勝著 | 120元 |
| 5. | 達摩禪106智慧 | 劉華亭編譯 | 220元 |
| 6. | 有趣的佛教研究 | 葉逯謙編譯 | 170元 |
| 7. | 夢的開運法 | 蕭京凌譯 | 180元 |
| 8. | 禪學智慧 | 柯素娥編譯 | 130元 |
| 9. | 女性佛教入門 | 許俐萍譯 | 110元 |
| 10. | 佛像小百科 | 心靈雅集編譯組 | 130元 |
| 11. | 佛教小百科趣談 | 心靈雅集編譯組 | 120元 |
| 12. | 佛教小百科漫談 | 心靈雅集編譯組 | 150元 |
| 13. | 佛教知識小百科 | 心靈雅集編譯組 | 150元 |
| 14. | 佛學名言智慧 | 松濤弘道著 | 220元 |
| 15. | 釋迦名言智慧 | 松濤弘道著 | 220元 |
| 16. | 活人禪 | 平田精耕著 | 120元 |
| 17. | 坐禪入門 | 柯素娥編譯 | 150元 |
| 18. | 現代禪悟 | 柯素娥編譯 | 130元 |
| 19. | 道元禪師語錄 | 心靈雅集編譯組 | 130元 |
| 20. | 佛學經典指南 | 心靈雅集編譯組 | 130元 |
| 21. | 何謂「生」阿含經 | 心靈雅集編譯組 | 150元 |
| 22. | 一切皆空　般若心經 | 心靈雅集編譯組 | 180元 |
| 23. | 超越迷惘　法句經 | 心靈雅集編譯組 | 130元 |
| 24. | 開拓宇宙觀　華嚴經 | 心靈雅集編譯組 | 180元 |
| 25. | 真實之道　法華經 | 心靈雅集編譯組 | 130元 |
| 26. | 自由自在　涅槃經 | 心靈雅集編譯組 | 180元 |
| 27. | 沈默的教示　維摩經 | 心靈雅集編譯組 | 150元 |
| 28. | 開通心眼　佛語佛戒 | 心靈雅集編譯組 | 130元 |
| 29. | 揭秘寶庫　密教經典 | 心靈雅集編譯組 | 180元 |
| 30. | 坐禪與養生 | 廖松濤譯 | 110元 |
| 31. | 釋尊十戒 | 柯素娥編譯 | 120元 |
| 32. | 佛法與神通 | 劉欣如編著 | 120元 |
| 33. | 悟（正法眼藏的世界） | 柯素娥編譯 | 120元 |
| 34. | 只管打坐 | 劉欣如編著 | 120元 |
| 35. | 喬答摩・佛陀傳 | 劉欣如編著 | 120元 |
| 36. | 唐玄奘留學記 | 劉欣如編著 | 120元 |
| 37. | 佛教的人生觀 | 劉欣如編譯 | 110元 |
| 38. | 無門關(上卷) | 心靈雅集編譯組 | 150元 |
| 39. | 無門關(下卷) | 心靈雅集編譯組 | 150元 |
| 40. | 業的思想 | 劉欣如編著 | 130元 |
| 41. | 佛法難學嗎 | 劉欣如著 | 140元 |
| 42. | 佛法實用嗎 | 劉欣如著 | 140元 |
| 43. | 佛法殊勝嗎 | 劉欣如著 | 140元 |
| 44. | 因果報應法則 | 李常傳編 | 180元 |
| 45. | 佛教醫學的奧秘 | 劉欣如編著 | 150元 |
| 46. | 紅塵絕唱 | 海　若著 | 130元 |

| | | |
|---|---|---|
| 47. 佛教生活風情 | 洪丕謨、姜玉珍著 | 220 元 |
| 48. 行住坐臥有佛法 | 劉欣如著 | 160 元 |
| 49. 起心動念是佛法 | 劉欣如著 | 160 元 |
| 50. 四字禪語 | 曹洞宗青年會 | 200 元 |
| 51. 妙法蓮華經 | 劉欣如編著 | 160 元 |
| 52. 根本佛教與大乘佛教 | 葉作森編 | 180 元 |
| 53. 大乘佛經 | 定方晟著 | 180 元 |
| 54. 須彌山與極樂世界 | 定方晟著 | 180 元 |
| 55. 阿闍世的悟道 | 定方晟著 | 180 元 |
| 56. 金剛經的生活智慧 | 劉欣如著 | 180 元 |
| 57. 佛教與儒教 | 劉欣如編譯 | 180 元 |
| 58. 佛教史入門 | 劉欣如編譯 | 180 元 |
| 59. 印度佛教思想史 | 劉欣如編譯 | 200 元 |
| 60. 佛教與女性 | 劉欣如編譯 | 180 元 |
| 61. 禪與人生 | 洪丕謨主編 | 260 元 |
| 62. 領悟佛經的智慧 | 劉欣如著 | 200 元 |
| 63. 假相與實相 | 心靈雅集編 | 200 元 |
| 64. 耶穌與佛陀 | 劉欣如著 | 200 元 |

## ・經 營 管 理・電腦編號 01

| | | |
|---|---|---|
| ◎ 創新經營管理六十六大計(精) | 蔡弘文編 | 780 元 |
| 1. 如何獲取生意情報 | 蘇燕謀譯 | 110 元 |
| 2. 經濟常識問答 | 蘇燕謀譯 | 130 元 |
| 4. 台灣商戰風雲錄 | 陳中雄著 | 120 元 |
| 5. 推銷大王秘錄 | 原一平著 | 180 元 |
| 6. 新創意・賺大錢 | 王家成譯 | 90 元 |
| 10. 美國實業 24 小時 | 柯順隆譯 | 80 元 |
| 11. 撼動人心的推銷法 | 原一平著 | 150 元 |
| 12. 高竿經營法 | 蔡弘文編 | 120 元 |
| 13. 如何掌握顧客 | 柯順隆譯 | 150 元 |
| 17. 一流的管理 | 蔡弘文編 | 150 元 |
| 18. 外國人看中韓經濟 | 劉華亭譯 | 150 元 |
| 20. 突破商場人際學 | 林振輝編著 | 90 元 |
| 22. 如何使女人打開錢包 | 林振輝編著 | 100 元 |
| 24. 小公司經營策略 | 王嘉誠著 | 160 元 |
| 25. 成功的會議技巧 | 鐘文訓編譯 | 100 元 |
| 26. 新時代老闆學 | 黃柏松編著 | 100 元 |
| 27. 如何創造商場智囊團 | 林振輝編譯 | 150 元 |
| 28. 十分鐘推銷術 | 林振輝編譯 | 180 元 |
| 29. 五分鐘育才 | 黃柏松編譯 | 100 元 |
| 33. 自我經濟學 | 廖松濤編譯 | 100 元 |
| 34. 一流的經營 | 陶田生編著 | 120 元 |
| 35. 女性職員管理術 | 王昭國編譯 | 120 元 |

| | | | |
|---|---|---|---|
| 36. | ＩＢＭ的人事管理 | 鐘文訓編譯 | 150元 |
| 37. | 現代電腦常識 | 王昭國編譯 | 150元 |
| 38. | 電腦管理的危機 | 鐘文訓編譯 | 120元 |
| 39. | 如何發揮廣告效果 | 王昭國編譯 | 150元 |
| 40. | 最新管理技巧 | 王昭國編譯 | 150元 |
| 41. | 一流推銷術 | 廖松濤編譯 | 150元 |
| 42. | 包裝與促銷技巧 | 王昭國編譯 | 130元 |
| 43. | 企業王國指揮塔 | 松下幸之助著 | 120元 |
| 44. | 企業精銳兵團 | 松下幸之助著 | 120元 |
| 45. | 企業人事管理 | 松下幸之助著 | 100元 |
| 46. | 華僑經商致富術 | 廖松濤編譯 | 130元 |
| 47. | 豐田式銷售技巧 | 廖松濤編譯 | 180元 |
| 48. | 如何掌握銷售技巧 | 王昭國編著 | 130元 |
| 50. | 洞燭機先的經營 | 鐘文訓編譯 | 150元 |
| 52. | 新世紀的服務業 | 鐘文訓編譯 | 100元 |
| 53. | 成功的領導者 | 廖松濤編譯 | 120元 |
| 54. | 女推銷員成功術 | 李玉瓊編譯 | 130元 |
| 55. | ＩＢＭ人才培育術 | 鐘文訓編譯 | 100元 |
| 56. | 企業人自我突破法 | 黃琪輝編著 | 150元 |
| 58. | 財富開發術 | 蔡弘文編著 | 130元 |
| 59. | 成功的店舖設計 | 鐘文訓編著 | 150元 |
| 61. | 企管回春法 | 蔡弘文編著 | 130元 |
| 62. | 小企業經營指南 | 鐘文訓編譯 | 100元 |
| 63. | 商場致勝名言 | 鐘文訓編譯 | 150元 |
| 64. | 迎接商業新時代 | 廖松濤編譯 | 100元 |
| 66. | 新手股票投資入門 | 何朝乾編著 | 200元 |
| 67. | 上揚股與下跌股 | 何朝乾編譯 | 180元 |
| 68. | 股票速成學 | 何朝乾編譯 | 200元 |
| 69. | 理財與股票投資策略 | 黃俊豪編著 | 180元 |
| 70. | 黃金投資策略 | 黃俊豪編著 | 180元 |
| 71. | 厚黑管理學 | 廖松濤編譯 | 180元 |
| 72. | 股市致勝格言 | 呂梅莎編譯 | 180元 |
| 73. | 透視西武集團 | 林谷燁編譯 | 150元 |
| 76. | 巡迴行銷術 | 陳蒼杰譯 | 150元 |
| 77. | 推銷的魔術 | 王嘉誠譯 | 120元 |
| 78. | 60秒指導部屬 | 周蓮芬編譯 | 150元 |
| 79. | 精銳女推銷員特訓 | 李玉瓊編譯 | 130元 |
| 80. | 企劃、提案、報告圖表的技巧 | 鄭汶譯 | 180元 |
| 81. | 海外不動產投資 | 許達守編譯 | 150元 |
| 82. | 八百伴的世界策略 | 李玉瓊譯 | 150元 |
| 83. | 服務業品質管理 | 吳宜芬譯 | 180元 |
| 84. | 零庫存銷售 | 黃東謙編譯 | 150元 |
| 85. | 三分鐘推銷管理 | 劉名揚編譯 | 150元 |
| 86. | 推銷大王奮鬥史 | 原一平著 | 150元 |

國家圖書館出版品預行編目資料

| |
|---|
| 神奇大麥嫩葉「綠效末」／山田耕路主編；張秀珍譯<br>——初版，——臺北市，大展，民 89<br>面；21 公分，——（元氣系列；1）<br>譯自：大麥若葉の「綠葉末」が效く<br>ISBN 957-468-053-3（平裝）<br>1.食物治療　2.健康食品<br>418.91　　89018462 |

OMUGI WAKABA RYOKKOUMATSU GA KIKU
supervised by Koji Yamada

Original Japanese edition published by Shiki Shuppan
Chinese translation rights arranged with Shiki Shuppan
through Japan Foreign-Rights Centre/Keio Cultural Enterprise Co., Ltd.
版權仲介：京王文化事業有限公司


神奇大麥嫩葉「綠效末」　ISBN 957-468-053-3

主　編／山田耕路
譯　者／江 秀 珍
發行人／蔡 森 明
出版者／大展出版社有限公司
社　址／台北市北投區（石牌）致遠一路 2 段 12 巷 1 號
電　話／（02）28236031・28236033・28233123
傳　眞／（02）28272069
郵政劃撥／01669551
E－mail／dah-jaan @ms 9.tisnet.net.tw
登記證／局版臺業字第 2171 號
承印者／高星印刷品行
裝　訂／日新裝訂所
排版者／弘益電腦排版有限公司
初版1刷／2001 年（民 90 年）1 月

定價／200 元

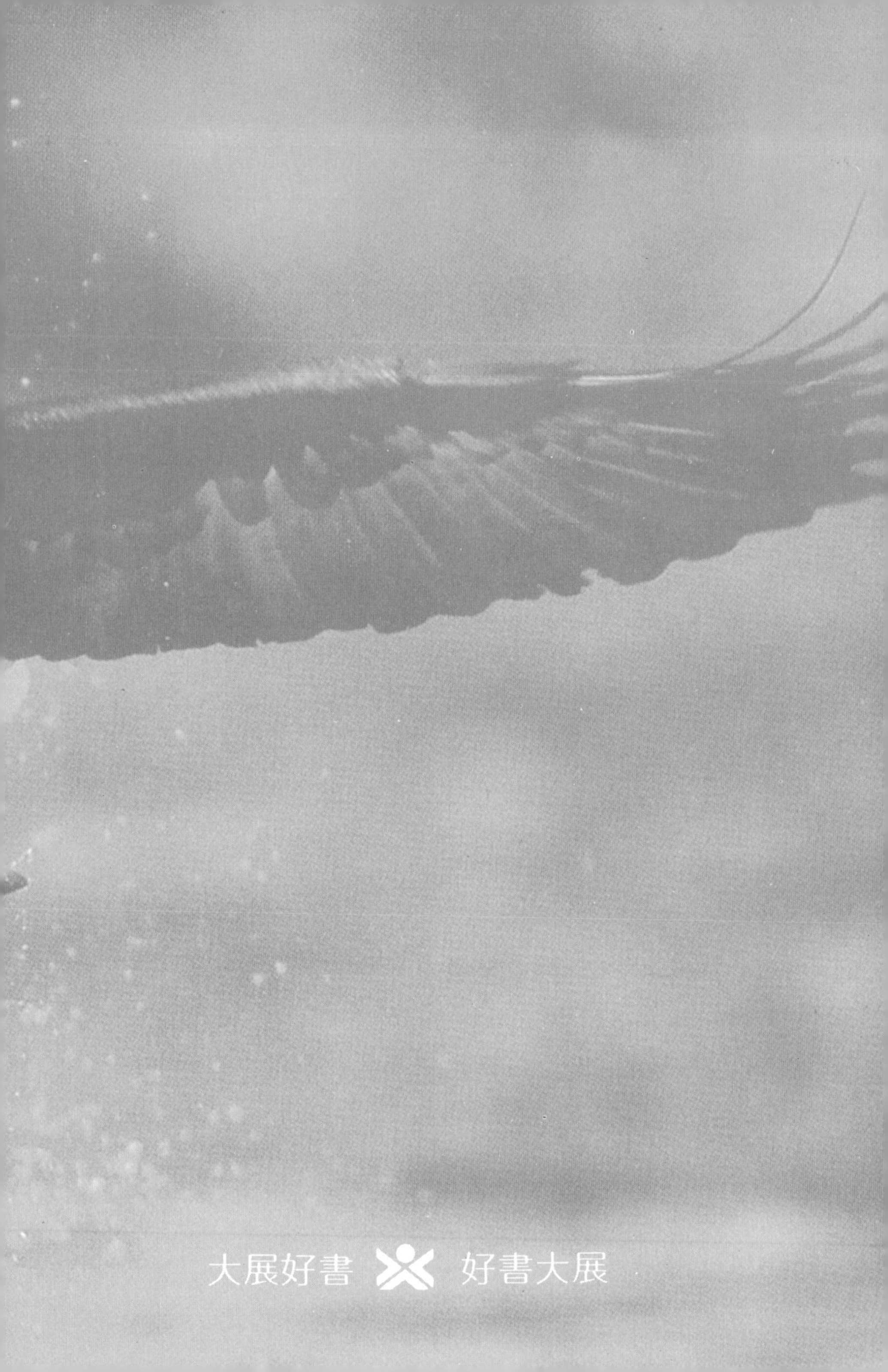
大展好書 好書大展

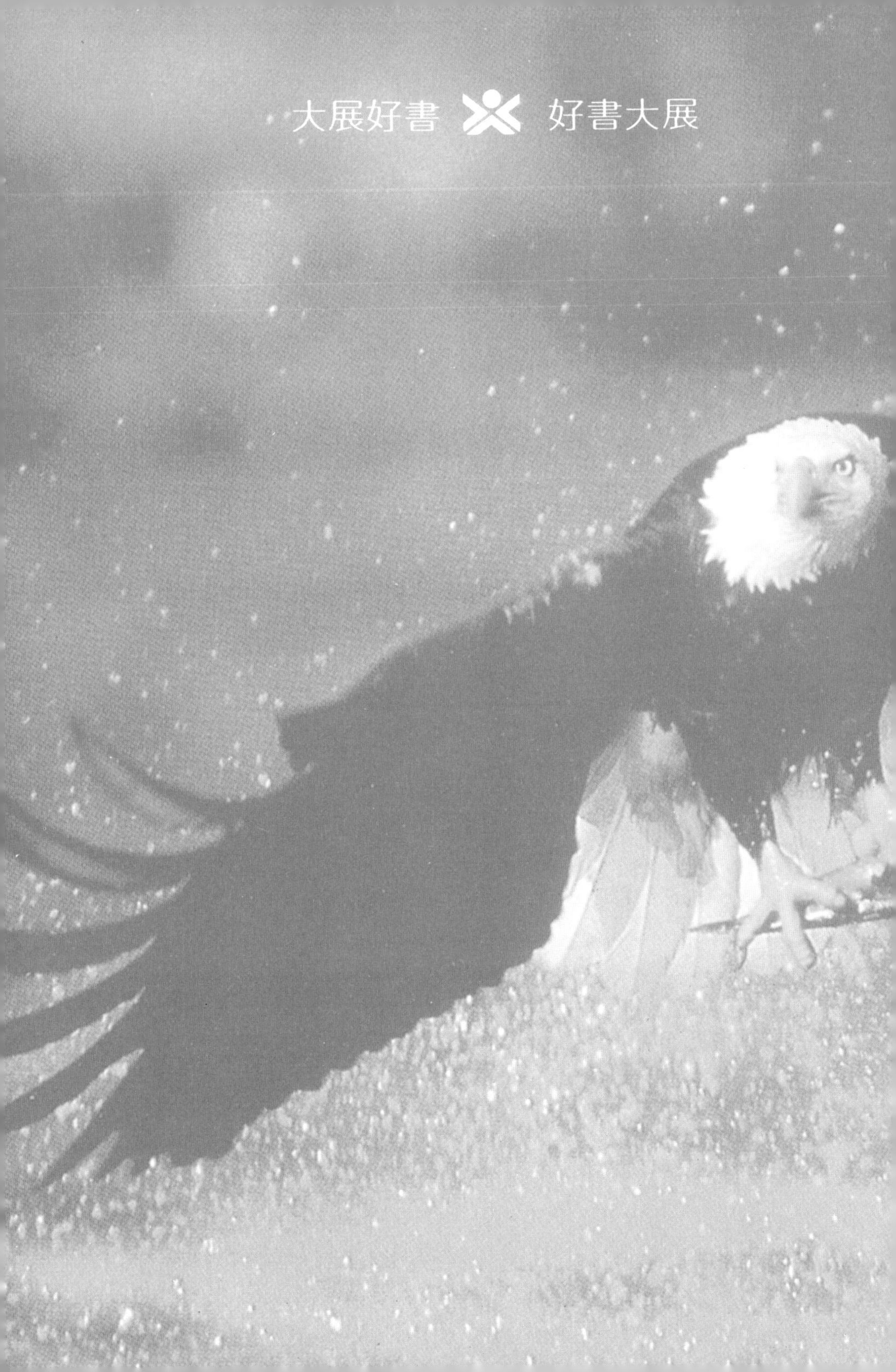
大展好書 好書大展